내 몸에 약이 되는
천연 발효식초

자연을 담는 사람들 편

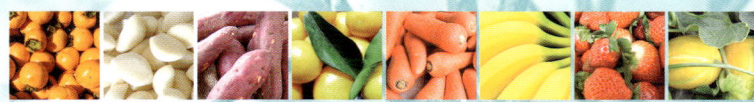

The Naturally Fermented Vinegar

아이템북스

머리말

식초의 시큼한 맛은 바로 발효과정의 초산에서 나오는데 이외에도 구연산, 사과산, 주석산 등 60종류 이상의 다양한 유기산들이 형성되며, 필수 아미노산, 비타민, 미네랄, 그밖에 아직 밝혀지지 않은 생리활성물질도 가득하다.

식초의 또 하나 신비로운 점은 식초 속의 유기산들은 산성 물질이지만 인체 대사에 참여를 하면 반대로 인체를 알칼리화 된다는 점이다.

먼저 식초에는 크게 3가지 천연식초, 일반식초, 빙초산으로 나누어 볼 수 있다. 천연식초는 자연발효를 통해 적게는 1년 이상 항아리에서 발효시킨 식초계의 명품으로 가장 비싸고 우리 몸에 가장 좋은 유익한 균들이 많이 들어 있다. 두 번째는 일반식초로 마트에서 판매하는 식초들을 말한다. 그 식초들은 요리에 쓰일 때 가장 적합한 재료이고 가격도 가장 적당하여 우리 몸에 해롭지도 않지만 이롭지도 않다. 마지막으로 빙초산은 석유에서 추출한 화학식초이다. 건강에도 가장 해로운 식초인 것으로 가격은 가장 저렴하고 산도도 높아 많은 식당에서 사용하고 있다. 무좀치료나 티눈 등을 제거하기 위한 의약품으로 이용되기도 한다.

천연식초의 효능은 피로물질인 젖산을 분해해 피로해소에 도움을 주고

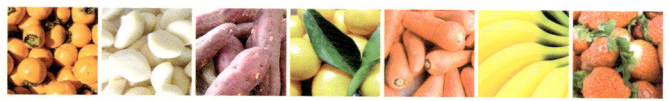

체내 영양소 소비를 촉진하므로 살이 찌는 것을 예방한다. 또한 천연식초의 유기산이 신진대사를 활발하게 하는데, 몸 속 노폐물을 배출하고 지방 분해를 촉진시킨다. 식초는 고혈압과 고지혈증의 완화에 도움이 된다. 천연식초의 유기산은 몸에 좋은 콜레스테롤은 늘리고, 몸에 나쁜 콜레스테롤은 줄여 고혈압을 낮춘다. 혈액을 진득진득하지 않게 하여 혈관을 보호함으로써 동맥경화를 예방한다.

산성인 천연식초는 산을 중화시키는 역할을 한다. 몸속에 들어가면 알칼리성으로 작용하기 때문에 몸속에 생긴 산을 알맞게 중화시키고 혈액과 체액의 pH를 안정된 상태로 유지한다.

그 자체가 소화효소인 천연식초는 장 기능을 좋게 한다. 장안의 대장균을 비롯한 유해세균을 죽여 변비를 예방하고, 장 환경을 개선해 치질 등에 효과적이다. 몸에 좋은 천연식초를 준비하고 물 한 컵에 식초 3~5스푼 정도 넣어서 꾸준하게 마시는 것이 좋다. 식후나 식전 상관없이 위가 약하다면 식후에 마시고 굳이 하루 3번 정도 생각날 때 물 대신 음용으로 자주 마시면 된다.

천연식초로 건강에 많은 도움이 되었으면 하는 바람이다.

차례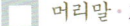

□ 머리말 · 2

1. 식초의 역사 · 6
2. 제조법으로 분류되는 식초 · 7
3. 식초의 종류와 특징 · 8
4. 식초 제조와 보관과 사용방법 · 10
5. 식초의 성분과 효능 · 13
6. 식초는 비타민C 효과에 도움을 준다 · 16
7. 주방에서 식초 활용하기 · 18
8. 세정 또는 항균제로 활용 · 20
9. 피부와 두발을 보호에 효과적 · 22
10. 살균에 효과적인 식초 · 23
11. 민간치료제로 사용 · 24
12. 식초 치료법 · 28

□ **과일식초 만들기**

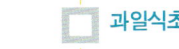

딸기식초 · 36
포도 식초 · 38
토마토식초 · 40
방울토마토식초 · 42
멜론식초 · 44
키위식초 · 46
복분자 식초 · 48
앵두식초 · 50
매실식초 · 52

보리수식초 · 54
복숭아식초 · 56
참외식초 · 58
수박식초 · 60
자두식초 · 62
감식초 · 63
살구식초 · 66
사과식초 · 68
배 식초 · 70

감귤식초 · 72
오렌지식초 · 74
바나나식초 · 76
파인애플식초 · 78
망고식초 · 80
무화과 · 82
오디식초 · 84

□ **야채식초 만들기**

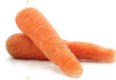

상추식초 · 88
배추식초 · 90
시금치식초 · 92
갓 식초 · 94
미나리식초 · 96

양상추식초 · 98
머위식초 · 100
쑥갓식초 · 102
아욱식초 · 104
무 식초 · 106

당근식초 · 108
우엉식초 · 110
도라지식초 · 112
더덕식초 · 114
연근식초 · 116

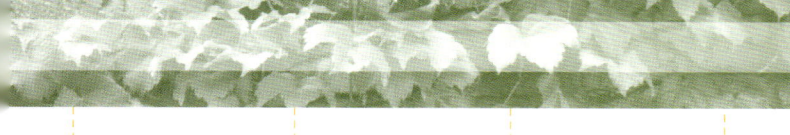

양파식초 • 118
양배추식초 • 120
죽순식초 • 122
아스파라거스식초 • 124
피망식초 • 126
감자식초 • 128

고구마식초 • 130
대파식초 • 132
깻잎식초 • 134
가지식초 • 136
청경채 식초 • 138
생강식초 • 140

부추식초 • 142
쑥 식초 • 144
냉이식초 • 146
참나물식초 • 148
마늘식초 • 150

☐ 산야초식초 만들기

개다래식초 • 154
솔잎순 식초 • 156
개머루식초 • 158
까마중 식초 • 160
고욤식초 • 162
돌배식초 • 164
개복숭아 식초 • 166
머루식초 • 168
버찌식초 • 170

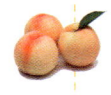

쇠비름식초 • 172
비름식초 • 174
오미자식초 • 176
오갈피식초 • 178
오동자 식초 • 180
은행식초 • 182
칡 식초 • 184
탱자식초 • 186
삽주 식초 • 188

돼지감자식초 • 190
구기자식초 • 192
제비꽃 식초 • 194
번행초 식초 • 196
여뀌식초 • 198
뽀리뱅이 식초 • 200
연잎식초 • 202
명아주식초 • 204

☐ 부록 _ 효소발효액

삼지구엽초 • 210
애기똥풀 • 212
개미취 • 214
차즈기 • 216
인동덩굴 • 218

일당귀 • 220
용담 • 222
왕머루 • 224
뚱딴지 • 226
구기자 • 228

와송 • 230
부처손 • 232
겨우살이 • 234
자귀나무 • 236
산딸나무 • 238

1. 식초의 역사

식초의 발단

식초는 오랫동안 보관하던 술이 변질되면서 우연하게 최초의 조미료로 탄생된 것이다. 한마디로 식초의 역사는 술의 역사와 같다고 할 수 있다. 역사 속에서 식초의 기록을 살펴보자.

먼저 '바빌로니아시대 식초'는 바빌로니아 사람들이 BC 5,000년경에 대추야자로 빚은 술을 발효시켜 만들었다. 성서에 등장하는 식초는 『구약성서』 「레위기」의 모세 5경에 '강한 술식초와 와인식초'가 기록되어 있고, 「롯기」에는 '롯이 식초로 만든 음료를 받아 마셨다'는 기록이 있다. 즉 모세가 BC 13세기경 사람인데, 이것을 근거로 한다면 식초의 역사는 약 3,300년이나 된다.

고대 그리스 히포크라테스는 흡혈요법 후 상처소독으로 식초를 권장했다는 기록도 있다. 이집트 여왕 클레오파트라와 귀족들이 건강과 미용을 위해 식초를 즐겨 마셨고, 저장용 식품에 반드시 식초가 사용되기도 했다. 콜럼버스는 신대륙을 발견하기 위한 항해에서 식초에 절인 양배추를 먹었다.

중국은 후위시대에 쓴 『제민요술』에 조·찹쌀·콩·보리·팥·술지개미 등을 원료로 식초를 만들었다는 기록이 있다. 한나라 때는 약용으로 사용된 '고주苦酒'가 있는데, 이것은 식초를 오래 묵혀 쓴 맛이 나도록 만든 것이다.

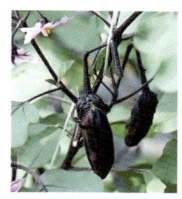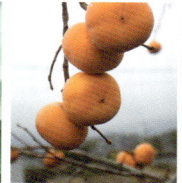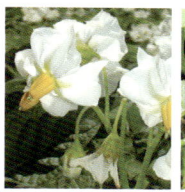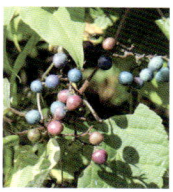

일본은 고대 중국에서 전통 제조방법을 전수받아 만든 '쌀식초'가 있는데, 이 가운데 아미노산이 풍부한 '흑초'가 최고였다.

한국에서의 식초역사는 어떨까? 식초의 제조법이나 종류에 대한 정확한 자료는 없다. 하지만 중국 송나라 때에 쓴 『본초도경本草圖經』에 「고려 다시마 조리법」에 '식초를 조미료로 사용했다'는 기록이 있다. 또한 고려시대에 쓴 『향약구급방』에 '약방에서도 식초를 다양하게 이용했다'고 했다. 식초제조법이 민간에 알려진 시기는 조선시대로, 이때부터 민간약으로 널리 사용되었다.

2. 제조법으로 분류되는 식초

식용으로 사용되는 식초는 제조법에 따라 두 가지로 나눠지는데, '양조초'와 '합성초'가 그것이다.

양조초

양조초는 양조법으로 만들어진 식초를 말한다. 양조초는 사용되는 원료에 따라 다양하게 분류된다. 즉 쌀과 보리 등 곡물을 원료로 사용하면 '곡물초'가 되고 과실을 원료로 사용하면 '과실초'가 된다.

'순수양조초' 제조법은 먼저 원료를 알코올로 발효시켜 술을 만들고, 이것을 초산으로 발효시켜 만든다. '알코올초'는 술지게미나 알코올을 원료로 초산 발효시킨 것이다. '사과식초'는 사과를 갈아 냉연압착해 주스를 만들어 발효시켜 6개월 이상 숙성시키면 완성된다.

합성초

합성초는 말 그대로 화학적으로 만든 식초인데, 여기에 순수합성초나 양조초가 가미된 것도 포함되어 있다. 즉 100% 양조법으로 만든 식초를 '양조초'로 부른다.

3. 식초의 종류와 특징

식초가 되기 위한 조건

미국에서는 법적기준으로 정한 식초는 최초 4% 산성도가 유지되어야 하는데, 한마디로 식초 100ml당 4g의 아세트산이 포함되어야만 한다. 따라서 우리가 사용하는 대부분의 식초 산성도는 4~5%이다.

쌀식초 · 현미식초

쌀식초는 쌀을 원료로 만든 식초이다. 현재 판매되고 있는 쌀식초는 순수 쌀만 이용한 '순수 쌀식초' 와 '혼합 쌀식초' 가 있다. '혼합 쌀식초' 는 1 l 에 40g정도가 쌀이나 술지게미를 사용하고, 나머지는 양조용 알코올이나 양조식초를 혼합하여 사용하기도 한다. '혼합 쌀식초' 는 '순수 쌀식초' 보다 값이 싸지만 영양분과 맛이 떨어진다.

사과식초

사과즙으로 술을 만들어 초산 발효시킨 것이다. 사과식초에는 사과산이 풍부하면서 어떤 요리에도 사용되고 있다. 사과식초의 고장은 미국이다.

와인식초

저장된 포도주가 우연하게 초산 발효되면서 식초로 만들어진 것이다. 식초가 프랑스어로는 '비네글르' 인데, 이것은 '와인' 과 '시큼하다' 는 뜻의 합성어이다.

몰트식초

보리나 엿기름으로 만들어진 '곡물식초' 로, 맥주로 유명한 북유럽지방이 고향이다. 이 식초는 아미노산이 풍부하다.

술지게미 식초

술지게미를 원료로 사용한 식초로 '쌀식초' 와 함께 우리나라와 일본, 중국 등지에 분포되어 있다.

4. 식초 제조와 보관과 사용방법

과실식초 제조법

:: 재료

사과, 배, 귤, 포도, 딸기, 매실 중 택일, 이스트 1kg, 주둥이가 넓은 항아리 1개.

:: 제조법

① 과실의 농약을 제거하기 위해 양조식초에 10분 정도 담갔다가 건져낸다.
② 발효되기 쉽게 과실을 절구통이나 믹서를 이용해 과즙상태로 만든다.
③ 과즙을 항아리에 약 70% 정도 채운 후, 이스트를 넣어 골고루 섞는다.
④ 항아리 주둥이를 공기가 통하게 한지나 모시 천으로 덮고 고무줄로 묶는다.
⑤ 한지나 모시 천 위에 10원짜리 동전을 올려놓는다.
⑥ 항아리를 통풍이 잘되고 온도가 일정한 응달에 보관한다.
⑦ 3~4개월 후, 10원짜리 동전이 청록색으로 변하면 식초 1단계가 완성된 것이다.

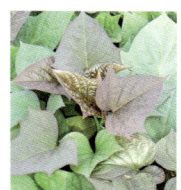 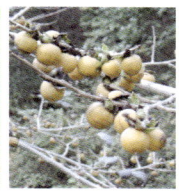 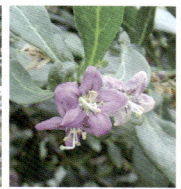 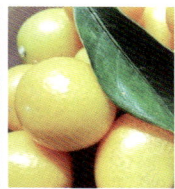

⑧ 이후, 또다시 4~6개월 숙성시킨 후, 건더기를 걸러내면 맛좋은 식초가 된다.

:: 제조할 때 주의할 사항
① 가능한 농약을 사용하지 않는 과일을 택한다.
② 항아리나 병을 사용해야 한다. 플라스틱이나 금속제품은 식초로 부식될 가능성이 있다.
③ 주둥이가 큰 유리병일 때는 빛을 차단시켜야만 한다.
④ 오염된 공기를 피해 서늘하고 공기가 잘 통하는 곳이 좋다. 용기는 옮기지 말아야 한다.
⑤ 표면에 엷은 흰 막이 생기고 술 냄새가 나면 1단계 식초가 완성된 것이다. 그렇지 않으면 강한 신 냄새와 함께 두꺼운 막이 생기는데, 이럴 경우엔 다시 담아야 한다.

:: 보관과 사용방법
① 햇빛이 통하지 않는 불투명 용기에 보관한다.

② 사용할 때마다 2~3배의 물로 희석한다.

현미식초 제조법

:: 재료

현미 500g, 쌀누룩 250g, 이스트 2g, 자연생수 2 l.

:: 제조법

① 현미를 씻어 불순물을 제거한 다음 12~24시간 동안 물에 불린다.
② 현미를 건져 찜통에 담아 약 80분 동안 쪄낸다.
③ 현미를 절구통에 넣고 절굿공이로 찧는다.
④ 쌀누룩을 넣고 골고루 섞는다.
⑤ 물을 붓고 죽처럼 만든다.
⑥ 이스트를 넣어 골고루 섞어준다.
⑦ 용기에 담고 한지나 모시 천으로 덮어 고무줄로 묶는다.
⑧ 한지나 모시 천 위에 10원짜리 동전을 올려놓고, 서늘한 응달에 보관한다.
⑨ 6개월 후에 동전이 청록색으로 변하면 1단계가 완성된 것이다.
⑩ 이후, 또다시 6개월 더 숙성시킨 후, 건더기를 걸러내면 맛있는 현미식초가 된다.

:: 보관과 사용방법

① 햇빛이 통하지 않는 불투명 용기에 보관한다.

②물로 희석해서 꿀이나 우유에 섞어 마시면 좋다.
③요리할 때 현미식초를 넣으면 좋다.

5. 식초의 성분과 효능

주성분

:: 초산 등 60종 이상이 함유된 유기산이다.

　식초의 주요 성분은 초산인데, 탄소를 함유한 유기산으로 식용산의 한 종이기도 하다. 이밖에 다양한 아미노산, 호박산, 주석산 등 60종 이상의 유기산이 함유되어 있다.

:: 미네랄과 비타민 흡수에 도움을 준다.

　식초에는 미네랄이나 비타민 등을 비롯해 섬유질이 전혀 들어있지 않다. 하지만 영양소가 들어 있는 식품에 첨가시키면 조리할 때 영양소의 파괴를 방지해주고, 체내 흡수율을 높여준다. 예를 들면 체내흡수가 어려운 비타민C나 칼슘을 섭취할 때 흡수율을 높여준다.

:: 원료나 제조법에 따라 성분이 변한다.

　식초는 원료나 제조법에 따라 쌀식초와 과일식초의 성분들이 조금씩 달라진다. 예를 들면 쌀식초는 에너지나 다양한 종목에서 좋은 성분을 지니고 있으며, 과일식초는 나트륨과 칼륨, 비타민B1이 더 우수하다.

효능

:: 유산을 분해해 피로회복에 좋다.

정신적 노동이나 육체적 노동 후에는 많은 에너지가 소비되고 유산만 남는다. 유산이 많이 쌓이면 뇌를 자극해 정신이 불안정해지고, 화를 잘 내면서 초조해진다. 더구나 조직에서 단백질과 결합되면 유산단백으로 변하는데, 이것은 요통의 원인으로 작용한다.

따라서 식초는 유기산은 비타민B1의 작용으로 구연산이 되고, 유산은 화학반응을 일으켜 물과 탄산가스로 분해되면서 피로가 회복되는 것이다.

:: 동맥경화나 고혈압을 예방해준다.

탁해진 혈액을 맑게 해주고 유산과잉으로 나타나는 동맥경화를 예방해준다. 이것은 식초에 들어 있는 아세트산에 의해 해결되는 것이다.

:: 조직세포를 활성화시켜준다.

식초는 몸에 좋은 콜레스테롤을 향상시켜주고 신진대사나 조직세포 등도 활성화해준다.

:: 다이어트에 좋다.

몸속에서 과잉 영양분과 글리코겐은 지방으로 변화되어 쌓이게 된다. 식

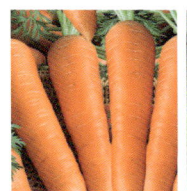 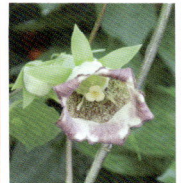 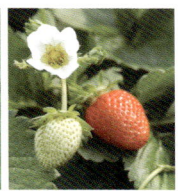 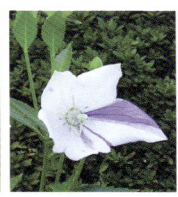

초성분에는 이런 지방을 분해시켜주는 성분이 들어 있어 다이어트에 효과가 있다.

:: 위산분비를 촉진시켜준다.
식초의 신맛은 소화기신경을 자극해 소화흡수율을 높이고 장 기능을 원활하게 해준다. 또한 살균력으로 장내환경이 개선되어 변비나 치질 등에도 효과가 있다.

:: 부신피질호르몬을 생성한다.
당뇨병과도 관계가 있는 부신피질호르몬을 생성해낸다.

:: 이뇨작용을 돕는다.
식초는 배뇨관계를 원활하게 만들어준다.

:: 살균력이 있어 질환을 예방해준다.
강한 살균력과 방부제 및 항균작용이 있어 치명적인 식품박테리아를 멸균시켜준다.

:: 음주 후, 숙취해소에 도움을 주다.
음주로 체내에 쌓이는 유산화를 분리해 배출시킨다.

:: 다른 영양소의 흡수를 돕는다.
비타민C나 다른 식품의 영양성분을 효율적으로 섭취하게 도와준다.

:: 피부를 윤택하게 해준다.
혈액순환을 도와 세포에 골고루 영양분을 전달해주기 때문에 피부 신진대사가 향상된다.

6. 식초는 비타민C 효과에 도움을 준다

식초는 생명의 필수품 중의 하나이다.

마젤란은 280명의 선원과 세계일주 탐험에 나섰다. 그는 배가 남미대륙의 최남단 해협마젤란해협에서 몇 번이나 배가 전복을 당할 위기를 겪으면서 세계일주 탐험에 성공했다. 항해 도중 그가 가장 두려움에 떨었던 것은 휴대식량의 부족으로 나타나는 괴혈병 등이었다. 이로 인해 280명의 선원 가운데 겨우 35명만 살아서 돌아온 것이다.

하지만 당시 러시아인 클루젠 슈테른을 중심으로 한 세계일주 탐험대는 3년간의 탐험을 끝내고 귀환했다. 이때 선원들 중에서 죽은 사람이 한 사람도 없었다. 이들이 무사하게 귀국하게 된 동기는 바로 '카프스타'가 있었기 때문이었다. 카프스타는 러시아 전통식품으로 식초에 절인 양배추를 말한다.

다른 탐험대들이 병으로 목숨을 잃었던 것은 양배추를 식초에 절이지 않고 소금에 절인 것을 먹었기 때문이다.

:: 비타민C의 흡수를 도와주는 식초

그렇다면 마젤란의 세계일주 탐험에서 선원들의 목숨을 앗아간 괴혈병은 어떤 것일까? 이 질환은 오늘날 영양식을 많이 섭취하는 식생활에서는 거의 문제가 되지도 않는다. 하지만 옛날에는 영양결핍 즉 비타민C의 결핍으로 수많은 질환(괴질병)들이 만연한 것이었다.

우리 몸에 필수영양소인 비타민C는 생야채나 과일 등에서 섭취하는 소량의 영양소인데, 열에 약해서 조리할 때 특별히 주의를 기울여야 한다.

하지만 파괴되기 쉬운 비타민C를 보호하고 효능을 향상시켜주는 파트너 식품이 바로 식초이다. 예를 들면 식초에 절인 야채처럼 소금에 절인 야채도 비타민C를 보호한다.

우리 신체에 비타민C를 보급해주는 양배추는 저장하기 쉬운 식품중의 하나이다. 양배추는 고기성분을 증강시켜주기 때문에 육식을 많이 섭취하는 독일에서 많이 활용되고 있다.

소금에 절인 양배추는 오래 저장하면 짜지면서 먹을 수가 없지만, 식초에 절인 양배추는 강한 살균력 때문에 오랫동안 저장할 수가 있다. 또한 비타민C를 유지시켜주기 때문에 질병을 예방할 수가 있다.

:: 식초의 플러스 효과

식초는 야채뿐만 아니라 곡류성분을 비롯해 해조류성분을 상승시켜주는 효과가 있다. 이러한 상승효과를 잘 활용하면 기존 영양소에서 2배 이상의 효과를 얻어낼 수가 있다.

7. 주방에서 식초 활용하기

:: 데치고 삶을 때

① 다시마를 데칠 때, 식초를 넣으면 부드러워진다.
② 양배추를 삶을 때, 식초 몇 방울을 넣으면 특유의 냄새를 제거한다.
③ 달걀을 삶을 때, 식초를 넣으면 껍질 틈새로 흰자가 배어 나옴을 막아주고, 껍질이 잘 벗겨진다.

:: 생선을 요리할 때

① 생선껍질을 벗기기 전 식초를 뿌린 다음 벗기면 깨끗하게 벗겨진다.
② 담수어에 식초를 몇 방울 떨어뜨리면 금방 흙을 토해내면서, 비린내까지 제거된다.
③ 고등어, 전갱이, 정어리를 우려낸 국물에 식초를 몇 방울 넣으면 비린

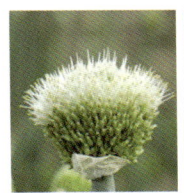
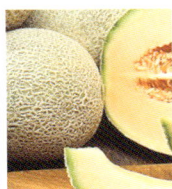
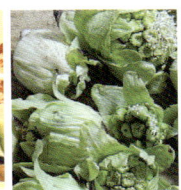
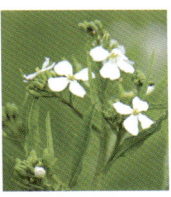

내가 제거된다.

④ 생선내장을 제거하고 묽은 식초에 씻은 다음 소금을 뿌려 냉장고에 넣어두면 오래 보관할 수 있다.

⑤ 가열한 석쇠를 식초 묻힌 행주로 닦고 생선을 올리면 깨끗하게 구워진다.

⑥ 생선뼈까지 먹으려면 양념에 식초를 넣으면 된다.

:: 조미료로 사용할 때

① 중국요리나 카레라이스에 식초 몇 방울을 떨어뜨리면 느끼한 맛이 제거된다.

② 불고기 양념에 식초 몇 방울을 넣으면 맛이 향상된다.

③ 국수 등의 면류 다시물을 만들 때 식초를 몇 방울 넣으면 식욕이 향상된다.

④ 튀김옷에 식초 몇 방울을 넣으면 튀김이 기름 위로 빨리 떠오른다.

8. 세정 또는 항균제로 활용

:: 목욕·세수·발을 씻을 때

① 목욕물에 식초 반 컵 정도를 넣으면 물이 깨끗해지고, 혈액순환을 촉진시켜 피로회복에 좋으며, 피부도 윤택해진다.
② 세숫물에 20㏄ 정도의 식초를 넣고 세수를 하면 얼굴이 매끈해진다.
③ 양파나 파를 만진 다음에 따뜻한 물에 식초를 넣고 씻으면 냄새가 제거된다.
④ 머리를 감은 다음, 그 물에 식초를 몇 방울 타서 행구면 머리칼에 윤기가 나고 비듬도 제거된다.
⑤ 물 한 컵에 식초 두 숟갈을 넣고 양치질을 하면 감기예방과 목통증에 좋다.

:: 청소나 세탁할 때

① 식초 탄 물로 설거지하면 그릇에 빛이 난다.
② 빨래를 행굴 때 유연제 대신 식초를 넣으면 부드러워진다.
③ 식초로 희석한 물을 스프레이로 이용해 옷에 뿌리면 정전기 방지와 먼지가 붙지 않는다.
④ 스타킹을 식초 한 숟갈을 탄 희석한 물에 행구면 올이 터지는 것을 예방할 수가 있다.
⑤ 냉장고를 청소할 때 식초 탄 물로 닦으면, 살균·방부·곰팡이 등을 방지할 수가 있다.

:: 잎사귀 식물을 가꿀 때
  ① 식초를 물에 희석시킨 물을 식물 잎사귀에 뿌리면 방충·방균 효과가 있고 잎이 싱싱해진다.
  ② 꽃꽂이할 때 식초를 약간 넣으면 꽃이 오래간다.

:: 외상·찜질·방충에도 효과적
  ① 끓인 식초 물로 밀가루를 반죽해 아픈 환부에 찜질하면 열이 내리고 통증이 없어진다.
  ② 어깨통증과 요통에 식초를 탄 따뜻한 물에 소금을 푼 다음 타월로 적셔 찜질해도 좋다.
  ③ 손이나 발뒤꿈치가 갈라졌을 때 식초로 희석한 따뜻한 물에 매일 담가주면 효과가 있다.
  ④ 무좀에는 따뜻한 물에 식초를 넣고 10~15분 정도 담그면 좋다.
  ⑤ 벌레에 물렸을 때 환부에 식초를 바르면 붓기가 가라앉고 통증이 제거된다.
  ⑥ 비듬이 많이 생겼을 때 두피에 식초를 바르면 제거된다.
  ⑦ 치질과 치루에도 식초를 묻힌 탈지면으로 상체를 마사지해주면 효과가 있다.

9. 피부와 두발을 보호에 효과적

:: 비밀 미용법

클레오파트라의 비밀 미용법은 식초를 이용한 것이다. 그녀는 안토니우스 앞에서 식초에 진주를 녹여 마셨다는 유명한 일화가 있다. 이렇듯 그녀는 천연진주를 매일 식초에 녹여 마셨던 것이다.

현대여성들은 스트레스와 잘못된 식생활로 인해 기미·주근깨·거친 피부·알레르기성 피부 등에 시달리고 있다. 따라서 아름다운 피부를 유지하기 위해서는 원인 제거를 하는 것이 중요하겠지만, 식초를 활용하면 좋은 효과를 얻을 수 있다. 식초는 피로축적, 내장질환, 혈액순환장애 등을 완화시켜주고 소화, 흡수를 원활하게 해주며, 신진대사를 촉진시켜 지방과 노폐물을 몸 밖으로 배출시켜준다.

:: 피부의 노화방지 효과

식초는 혈액순환을 원활하게 해서 피부노화를 방지해주고, 신진대사를 촉진시켜 주름을 막아준다. 식초에는 비타민E와 같은 노화방지 성분이 들어있다.

:: 과산화지질을 감소시키는 효과

기미의 원인은 자외선 등으로 피부에 과산화지질이 증가해 멜라닌색소가 쌓이는 것이다. 과산화지질을 방지해주는 성분이 식초에 포함되어 있어 효과를 볼 수 있다.

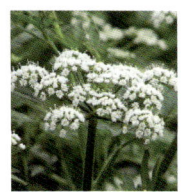 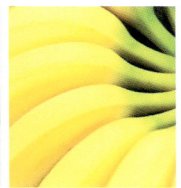 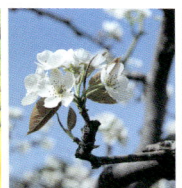 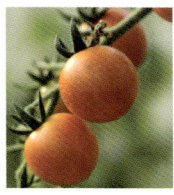

:: 여드름 · 주근깨 · 거친 피부에 효과

① 식초는 건강뿐만 아니라 미용에도 효과가 좋다. 따라서 식초로 절인 식품을 많이 먹거나 마시는 식초 등을 충분히 섭취하면 좋다.
② 물에 식초를 엷게 희석해 트러블 있는 피부에 바르면 효과가 있다.
③ 우유에 약 10% 정도의 식초와 꿀을 섞어 얼굴에 바르면 피부에 좋다.
④ 생크림에 10% 정도의 식초를 섞어 로션대신 사용해도 좋다.
⑤ 세안, 마사지에도 소량의 식초를 섞어 사용해도 좋다.

10. 살균에 효과적인 식초

:: 식초의 강한 살균력

식초는 살균력이 강하기 때문에 식중독 원인인 포도상구균, 살모넬라균, 대장균 등을 박멸시켜준다. 옛날부터 우리나라 요리에 이런 식초의 살균력을 이용한 조리법이 전해져오고 있다. 한마디로 냉장고나 위생시설이 없는 환경에서 식초는 식품의 신선도를 유지해주고 방부나 살균효과까지 해결했던 것이다.

:: 유해균에 강한 살균효과

무서운 병원균인 티라스균·적리균·역리균 등의 박멸에도 식초가 탁월하다. 또한 식품저장에 사용되는 소금이나 간장보다 식초가 살균력이 더 강하다. 더구나 피부질환의 원인인 백선균 박멸에도 식초가 매우 좋다. 대부분 식초는 식용이기 때문에 구강이나 소화기간의 유해균 제거에도 효력이 있다. 이밖에 치조농루 예방에도 효과가 있다. 또한 장내 대장균과 몸에 해로운 세균을 박멸하고, 소화흡수를 원활하게 해서 변비를 예방해준다.

11. 민간치료제로 사용

:: 입안이 헐었을 때

① 잘게 썬 황백 37.5g을 쌀식초에 24시간 담근다.
② 약솜으로 찍어 문지르거나 입에 문다.
③ 이런 방법으로 매일 3~5회 반복해주면 낫는다.

:: 부스럼이 생겼을 때

① 대황大黃을 가루로 만들어 쌀식초로 개어 풀처럼 만든다.
② 매일 3회 두껍게 바르면 낫는다.

:: 체하거나 속이 더부룩할 때

① 대황 12g, 쌀식초 1/2컵, 술 2큰술을 물 3대접에 넣고 달인 후 3등분한다.
② 매일 식후에 따끈하게 데워 1/3씩 마신다.
③ 이때 설사증상이 나타나면 하루가 지난 다음에 복용한다.
④ 심하게 체했을 때는 달인 것을 한꺼번에 마신다.
⑤ 이때 설사증상이 나타나면서 바로 치료가 된다.

:: 황달이 나타났을 때

① 마황麻黃 12g에 쌀식초 한 컵을 붓고 반 컵 정도 되게 달인다.
② 매일 2~3회씩 식후에 따끈하게 데워 마시면 된다.

:: 독감을 예방할 때

① 나물을 무칠 때 식초를 첨가하여 섭취한다.
② 식초와 물을 2:1 비율로 섞어 용기에 담아 실내에서 달이면 공기가 소독된다.
③ 청혈효과와 함께 독감까지 예방된다.

:: 벌에 쏘였을 때

① 용기에 식초를 2큰술 정도 붓고, 웅황을 넣어 손으로 덩어리를 문지르면서 섞는다.
② 하루에 2~3회 정도 바르고, 식초를 희석시켜 2~5잔 마시면 치료된다.

:: 끓는 음식에 화상을 입었을 때
① 흙에 식초를 섞어 상처에 바른다.
② 마르면 바꿔주는 식으로 반복하면 통증과 붓기가 가라앉힌다.

:: 토사병일 때
① 그릇에 식초와 물을 반반씩 섞고 소금 1큰술을 넣어 따뜻하게 데워 마신다.
② 어패류나 육류 식중독에 효과가 좋다.

:: 국부 신경통과 마비가 왔을 때
① 식초를 끓여 뜨거울 때 솜으로 찍어 바르는 것을 반복한다.
② 식초와 유황을 풀처럼 만들어 환부에 바르기를 반복한다.

:: 겨드랑이 암내가 있을 때
① 식초와 생석회를 섞어 풀처럼 만든 다음 겨드랑이에 바르면 된다.
② 아침저녁으로 2~3일간 반복하면 냄새가 완전히 제거된다.

:: 풍치나 충치가 생겼을 때
① 식초 1되와 지골피 150g을 끓여서 반 정도 되게 달인다.
② 하루에 5분 간격으로 10여 회 1~2일간 양치하면 치료된다.

:: 계란 먹고 체했을 때
① 쌀식초 1~2스푼을 2~3회 마시면 낫는다.

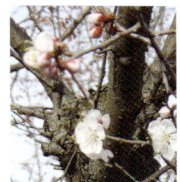 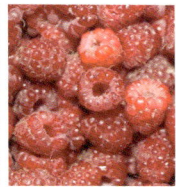 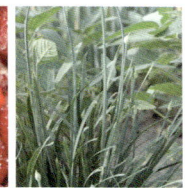 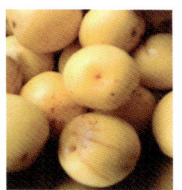

:: 위통과 소화불량이 왔을 때
① 백편두를 껍질 째 하루 동안 식초에 담가두었다가 바싹 말려서 노랗게 볶는다.
② 매일 3회 식후에 따뜻한 물로 1스푼을 먹는다.

:: 벌레가 귀에 들어갔을 때
① 소량의 식초를 귀구멍에 묻혀두면 된다.

:: 동상에 걸렸을 때
① 식초를 물에 연하게 희석시켜 동상부위를 씻는다.
② 연뿌리를 곱게 찧어 고약처럼 만들어 하루에 2회씩 지속적으로 바르면 된다.

12. 식초치료법

:: 당뇨병

당뇨병에 식초나 구연산을 많이 복용하면 효과가 있다. 식초의 섭취는 어육이나 채소에 가미하면 된다. 이밖에 쌀로 만든 식초현미식초에 계란을 넣는 '초란' 역시 당뇨병에는 좋다.

:: 신장결석과 신장병

이 질환에는 콩, 땅콩, 계란, 마늘, 차조기, 멸치 등을 식초에 절여 반찬으로 먹으면 된다.

:: 고혈압

이 질환에는 구연산이 들어 있지 않는 합성식초보다 천연양조식초를 먹는 것이 좋다. 따라서 쌀로 만든 식초 외에 사과식초, 포도식초 등을 활용해도 좋다. 식초를 활용한 요리에는 소금이 많이 들어가지 않기 때문에 혈압 조절에 효과가 있다.

:: 동맥경화

순수 현미식초를 매일 1/3컵을 마시면 효과가 좋다. 이때 식생활에서 지켜야할 사항은 동물성 단백질을 섭취할 때 지방질이 적은 부분만 섭취해야 한다.

하지만 식물성 단백질이 풍부한 콩을 섭취하면 아무런 문제가 되지 않는다. 따라서 식초에 콩을 절인 '식초 콩'은 최고의 건강식품인 것이다.

∷ 간장병

숙취는 간장이 알코올을 분해하지 못하기 때문에 나타난다. 따라서 음주 전후에 식초를 마시면 두통이나 구역질이 없으며 숙취해독도 빠르다. 간장은 신체에서 모든 영양분이 집합하는 곳이다. 이곳에서 영양분이 분해되는데, 이 과정에서 유해물질이 생기기도 하지만 이것 또한 간장에서 깨끗하게 처리하기 때문에 문제가 없다.

∷ 통풍

현미식초를 그대로 마시거나 요리에 첨가해 먹으면 된다. 하지만 육류를 먹었을 때는 현미식초를 평소보다 약간 많이 먹는 것이 좋다. 이때 무조건 식초만 먹으라는 것이 아니다. 동물성 단백질 섭취를 줄이고 비타민A나 나트륨, 철분 등이 풍부한 야채와 과일을 함께 섭취해야만 한다.

∷ 위장병

여름철 더위를 먹었을 때 식초를 먹는 것은 우리 선조의 지혜였다. 야채 샐러드에 인삼이나 오이가 있으면 여기에는 비타민C를 파괴하는 성분이 들어 있다. 그래서 식초를 넣은 드레싱을 사용하는 것이다. 식초에는 비타민C를 보호하는 성분이 들어 있기 때문이다.

:: 변비

식초에 절인 땅콩이나 콩은 신경통에 특효약이지만, 변비에도 효과가 좋다. 왜냐하면 콩류에는 소화를 촉진시키는 성분이 함유되어 있기 때문이다. 한마디로 콩과 식초는 장내에 고인 음식찌꺼기를 체외로 배출시키는 작용을 한다. 이것은 콩의 섬유질과 소화액의 분비를 촉진시키는 식초와의 융합이다. 복용방법은 식초 콩을 하루에 5~6알씩 섭취하면서 소주잔 한 잔씩 콩을 담근 식초를 마시면 더욱 좋다. 이때 기호에 따라 꿀을 섞어 마시거나 식초를 이용할 때는 현미식초보다 사과식초가 더 효과적이다. 이밖에 우유 한 컵에 소주잔 한 잔 정도의 사과식초를 섞어 마셔도 된다. 다른 방법으로는 물에 식초를 희석한 다음 꿀을 타서 마시는 것도 괜찮다.

:: 비만

정산적인 식사와 함께 순수 현미식초를 소주잔으로 하루에 1~2잔 마시면 비만을 완화시킬 수가 있다. 마시기 어렵다면 식초를 물에 희석하거나, 구연산을 섞은 칵테일도 좋다. 칵테일 방법은 소주를 따뜻한 물에 희석시킨 다음 구연산 1~2작은 술을 첨가해도 괜찮다.

:: 신경통

현미식초나 구연산 등을 매일 몇 번씩 소량으로 마시면 된다. 또한 현미식초를 가미한 요리를 만들어 매일 섭취해도 된다. 신경통은 비타민B1의 부족이기 때문에 마늘을 식초로 담가 먹어도 좋다. 다른 방법은 식초로 환부를 찜질해도 통증이 완화된다.

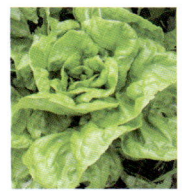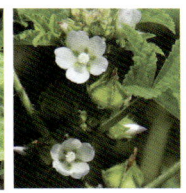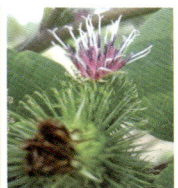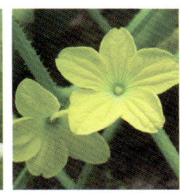

:: 스트레스해소

스트레스로 인한 소화불량해소에 식초를 섭취하면 해결된다. 스트레스의 원인은 칼슘이나 각종 미네랄의 부족으로 나타난다. 따라서 식초를 섭취하면 부족한 칼슘과 미네랄의 흡수를 원활하게 도와준다.

:: 불면증

식초에는 칼슘이 들어 있지 않다. 따라서 식초는 이런 칼슘을 효율적으로 흡수시켜주는 성질이 있다. 그렇기 때문에 칼슘이 풍부한 생선을 식초에 절여서 많이 섭취하면 해결된다.

:: 피로회복

구연산을 식초와 융합시켜 잘 활용하면 유산발생을 억제시켜준다. 식초는 구연산의 사이클을 정상으로 가동시켜주기 때문이다. 예를 들면 신체가 피로해지면 소변이 탁해지는데, 이때 식초를 마시면 2시간 후에 소변이 맑아진다. 이것은 피로가 풀렸다는 것을 말해준다. 한마디로 식초가 구연산의 사이클을 도와 피로원인을 제거하고 에너지를 늘려준다. 그래서 부신피질 호르몬으로 나타나는 스트레스를 막아준다.

:: 어깨 결림

어깨가 결릴 때에는 미용 건강법으로 유명한 '식초 목욕'을 하면 된다. 또한 이 용법은 전신피로해소에도 적절한 방법이기도 하다. 식초 목욕방법은 목욕물에 식초를 섞기보다는 전신이 들어갈 수 있는 비닐봉지를 준비한다. 여기에 현미식초와 물을 1:3으로 섞은 다음 몸을 담그면 된다.

:: 근육통

근육통을 치료할 때는 외상으로 치료해야 하는데, 아미노산이 풍부하게 들어 있는 현미식초에 탈지면을 담근다. 이것을 핀셋으로 끄집어내 환부에 붙여서 찜질한다. 이때 탈지면에 젖어 있는 식초가 흘러내리지 않게 비닐로 감싸준다. 다른 방법으로는 밀가루에 식초를 넣고 반죽해 환부에 붙인다. 환부에 붙인 밀가루가 마르면 떼어내고 다시 반죽한 밀가루를 붙이는 식으로 반복하면 된다.

:: 골다공증

골다공증은 체내에서 칼슘의 흡수가 원활하게 해주어야 해결할 수 있는데, 식초가 그 역할을 충분하게 해낸다. 골다공증 치료에 사용되는 에스트로겐 호르몬 요법은 부작용으로 자궁암을 유발시킬 수가 있다. 하지만 식초는 이런 부작용 없이 부신피질 호르몬을 조절해 골다공증을 치료해준다. 가장 좋은 식품으로는 '초란'이 있는데, 식초와 칼슘을 동시에 마시기 때문에 효과가 더더욱 좋다.

:: 무좀

식초로 무좀을 치료할 때 두 가지 방법이 있다. 먼저 거즈에 식초를 묻혀 무좀부위에 직접 붙이는 방법이 있다. 그 다음은 무좀부위를 식초에 20~30분 정도 담그는 방법이 있다. 만약 무좀부위가 붉거나 수포가 생겼다면 곡물식초나 과일식초가 좋고, 부위가 출혈되거나 진피가 노출되었으면 현미식초가 적합하다. 산도가 너무 강한 것을 사용하면 도리어 화상을 입을 가능성이 많기 때문이다.
무좀예방에는 순수 쌀식초나 순수 현미식초를 매일 20~30㏄ 마시면 된다. 이밖에 식초 목욕도 좋은 효과를 거두고 있는데, 40℃ 이상의 욕탕에 식초 2큰술을 넣고 20~30분 몸을 담그면 백선균이 깨끗하게 제거된다.

:: 입 냄새와 치조 농루

식초나 구연산을 하루도 빠짐없이 조금씩 마시면 입 냄새가 제거된다. 이것은 식초의 강한 살균력이 입 속의 부패균을 박멸하기 때문이다. 이것은 치조 농루에도 효과가 있다. 모든 치료는 단기간에 끝나지 않기 때문에 인내하면서 식초를 한꺼번에 마시지 말아야 한다. 1회 복용 식초는 20~30㏄, 구연산은 3~5g이면 된다. 구연산은 물에 녹여서 마시는데, 기호에 따라 꿀이나 설탕을 가미하면 된다. 충치나 틀니로 입 냄새가 날 때는 양치질을 자주하면 해결된다.

:: 여드름

여드름이 난 부위에 식초를 바르면 된다. 식초는 아크네 간균이나 화농균을 박멸해주고 피부의 신진대사를 촉진시켜준다. 이밖에 균으로 파괴된 세포의 재생을 돕기 때문에 여드름 자국까지 메워준다. 식초로 여드름을 치료할 때 두 장의 거즈를 사용해야 한다. 먼저 한 장은 식초를 묻혀 소독하고, 다른 한 장은 닦아내는 데 사용하면 된다.

:: 암내

암내가 나면 현미식초나 구연산을 탈지면에 묻혀 겨드랑이 밑에 바르면 된다. 이렇게 하면 세균이 억제되면서 악취가 제거된다. 암내 예방법은 식초를 자주 섭취하면 되는데, 이것은 세균발생을 억제시켜주기 때문이다.

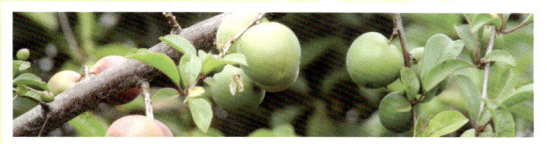

과일식초 만들기

딸기식초

딸기의 효능

딸기에 많은 비타민C는 여러 가지 호르몬을 조정하는 부신 피질의 기능을 활발하게 하므로 체력 증진에 효과가 있다.

딸기는 과일 중 비타민C의 함량이 가장 높아 100g당 80mg 귤보다 1.5배, 사과보다는 10배가 많다.

딸기 6~7알이면 하루 필요한 비타민C를 모두 섭취할 수 있게 된다. 흔히 딸기에 설탕을 뿌려서 먹는데, 비타민B가 손실되기 때문에 그냥 먹는 것이 좋다. 딸기에 많이 함유되어 있는 비타민C는 체내를 정화하고, 신경선을 조절하여 건강하게 하기 때문에 '회춘과일' 이라고 부른다.

특히 딸기 즙은 담배연기에 함유된 발암 인자의 해독을 중화시켜 준다. 또한 미용식으로 몸을 보호하고 정기를 돋우며 피부를 정화하면서 윤택하게 한다.

창백한 안색, 주름살, 여드름, 무좀, 충혈된 눈, 편도선염 등에 효과가 있으며 신경쇠약, 저혈압, 위약 등에 특히 유효하며 혈액을 맑게 해준다고 한다.

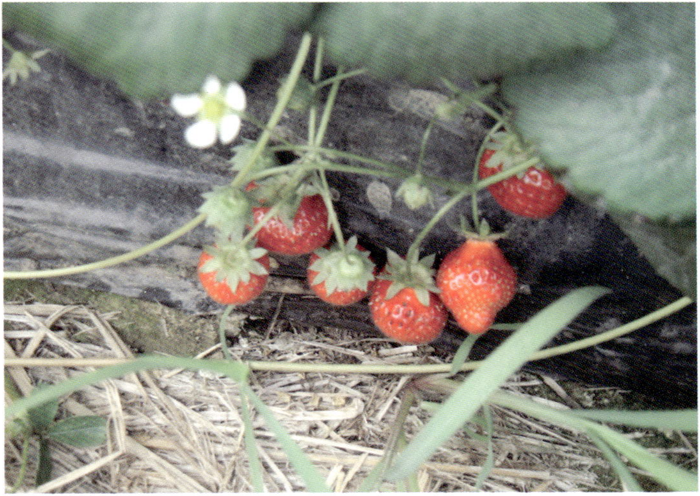

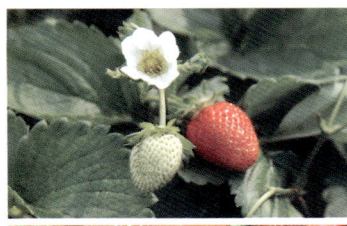
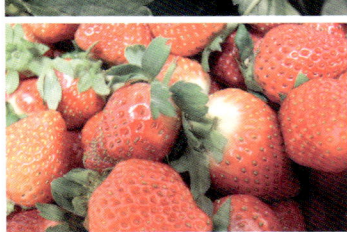

[재료] 딸기 2kg, 사과식초 200㎖, 소독한 병, 삼베, 고무줄

[만드는 법] 1. 딸기의 꼭지를 제거하고, 깨끗이 씻은 다음 과즙모양이 될 때까지 으깬다. 2. 냄비에 넣어 70도에서 3분간 가열해 살균시킨후, 완전히 식힌 다음 사과식초를 넣고 소독한 병에 붓는다. 3. 병의 주둥이를 삼베로 덮고 고무줄로 묶는다. 4. 서늘하고 통풍이 잘 되는 곳에서 3~4개월 숙성시킨다. 5. 건더기를 걸러내면 완성된다.

포도식초

포도의 효능

포도는 노폐물을 배출시키고 몸속 독소를 제거해 주고 몸 안에 있는 노폐물과 독소를 배출시키고 병든 세포를 제거해서 깨어진 몸의 균형을 되찾아 준다. 또한 포도는 간의 부담을 많이 덜어주어 간이 좋지 않은 분들은 포도즙을 많이 마시면 좋다.

포도는 과당이 풍부하여 피로회복에 도움을 준다. 또한 유기산 등의 영양소가 많아서 원기회복과 피로회복을 돕는다.

포도껍질과 포도에 있는 레스베리트롤이라는 성분은 항암효과에 뛰어나고, 플라보노이드 성분은 혈전생성을 억제해주고 동맥경화와 심장 질환 예방에도 효과가 있다. 포도는 혈액순환을 도와주어서 부종을 가라앉히는 역할을 하기도 한다.

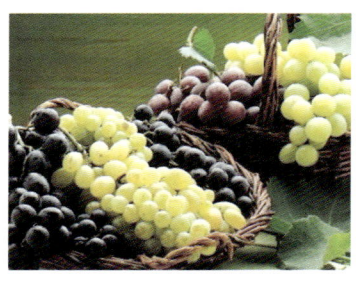 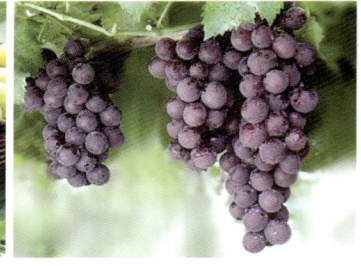

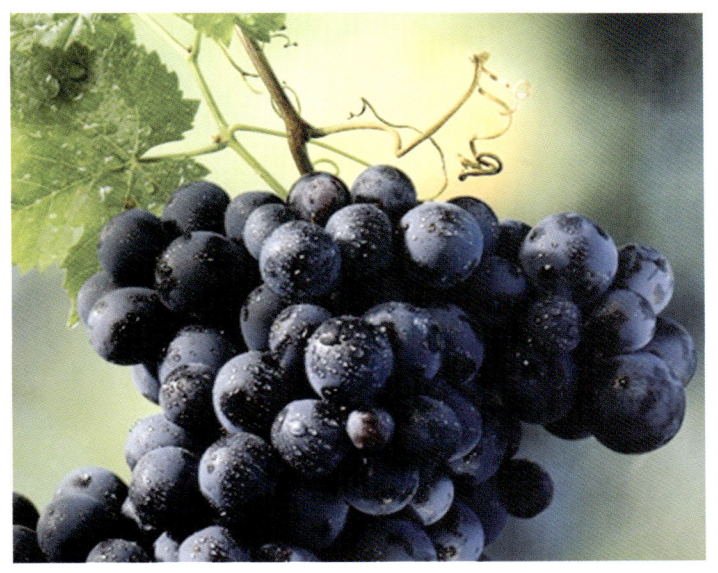

[재료] 포도 2kg, 설탕 200g, 끓여서 식힌 물 1300cc, 소독한 항아리, 삼베, 고무줄

[만드는 법] 1. 포도를 낱알로 분류한 후, 씻은 다음 물기를 빼고 으깬다. 2. 소독한 항아리에 으깬 포도와 설탕을 함께 넣는다. 3. 2일 후부터 15일 동안 매일 3~4회 저어서 건더기를 가라앉힌다. 여름철 때 두터운 균사덩어리가 위에 생기면 걷어내야 한다. 4. 3주 정도 발효시키면 알코올12%이 된다. 5. 물을 부어 희석시켜 알코올농도를 6~7% 정도로 낮춘다. 6. 항아리의 주둥이를 삼베로 덮고 고무줄로 묶는다. 7. 서늘하고 통풍이 잘되는 곳에서 4~5개월 발효시키면 초산이 된다. 8. 초산을 여과시켜 80℃에서 5분 정도 가열해 살균시키면 완성된다.

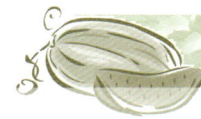
토마토식초

토마토의 효능

토마토는 혈압을 낮춰 고혈압에 효과적이다. 혈관 속의 콜레스테롤을 만드는 활성산소의 작용을 억제해 혈액의 흐름을 원활하게 하고 혈압을 낮추는 비타민C와 루틴이 풍부해 매일 아침 공복에 토마토를 한두 개 먹거나 매일 2~3잔의 생토마토 주스를 마시면 고혈압 환자에게 좋다.

토마토에 들어 있는 비타민C가 다른 과일보다 훨씬 풍부하고, 토마토의 노란 부분에 많은 비타민A는 항산화 효과가 뛰어나고 암이나 뇌졸중, 심근경색과 같은 질환에 효과가 있으며, 무엇보다 토마토의 붉은색을 내는 색소인 리코펜은 탁월한 항암제로, 익혀 먹으면 몸에 흡수가 더 잘 된다. 자주 먹으면 치매와 같은 퇴행성 질환을 예방하는데 좋고 나이가 들면 뼈에서 칼슘이 빠져나가 골다공증이 많이 발생하게 되는데 토마토 속의 비타민K는 칼슘이 빠져나가는 것을 막아서 뼈를 튼튼하게 유지하는 효능이 있다.

불면증에 효과가 있으며 활성 산소는 핏속에 있는 콜레스테롤을 산화시켜 동맥을 굳게 하거나, 세포를 손상시켜 암이나 노화를 부르는데 토마토의 리코펜은 이런 활성 산소의 작용을 억제한다.

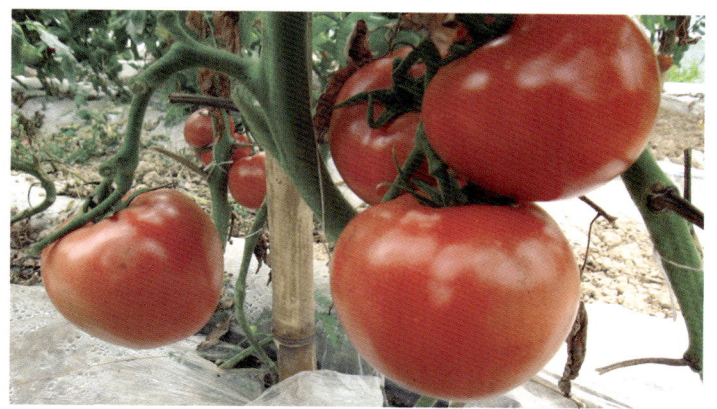

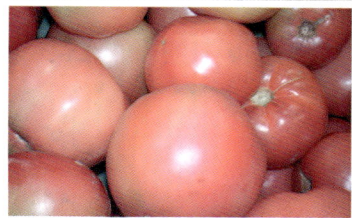
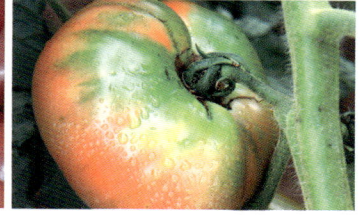

[재료] 토마토 1.5kg, 백설탕 150g, 소독한 항아리, 모시 천, 고무줄

[만드는 법] 1. 꼭지를 제거한 토마토를 깨끗이 씻어 물기를 닦는다. 2. 껍질을 벗긴 다음 잘게 썬 후, 으깨어 소독한 항아리에 70% 정도 채운 다음 백설탕을 붓는다. 3. 2일 후부터 4일 동안 매일 3~4회 저어 건더기를 가라앉힌다. 4. 서늘한 곳에서 3~4일 정도 발효시킨다. 5. 항아리를 완전 밀봉해 10일을 더 발효시킨 다음 모시 천을 받쳐 건더기를 70% 정도 걸러낸다. 6. 25℃에서 초산으로 발효시킨 다음 10℃에서 4~5개월 숙성시킨다. 7. 숙성된 내용물을 여과시켜 80℃에서 5분 정도 가열해 살균시키면 완성된다.

방울토마토 식초

방울토마토의 효능

방울토마토의 노란 부분에 많은 비타민A는 항산화 효과가 뛰어나고, 붉은색을 내는 색소인 리코펜은 탁월한 항암제로 익혀 먹으면 흡수가 더욱 잘 된다.

리코펜은 핏속에 있는 콜레스테롤을 산화시켜 동맥을 굳게 하거나 세포를 손상시켜 암이나 노화를 부르는 활성산소의 작용을 억제한다.

또한 모세혈관을 강화하고 혈압을 낮추는 비타민C와 루틴이 풍부하여 매일 아침 공복에 신선한 토마토 1~2개를 2주 정도 먹으면 고혈압을 예방할 수 있고 혈전이 생기는 것을 막아 뇌졸중이나 심근경색을 예방하는 효과가 있다.

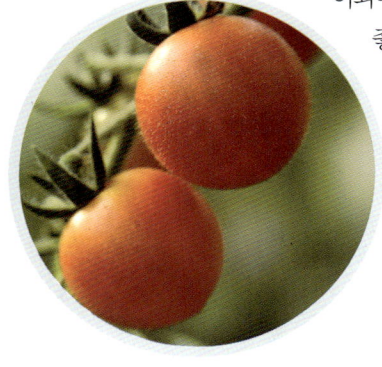

이외에도 체내 수분을 조절하여 신장 기능이 좋지 않거나 부종이 있는 사람에게 효과가 있으며, 수박과 함께 먹으면 당뇨를 예방한다. 유기산이 신진대사를 촉진해 피로 물질을 빠르게 없애는 효과가 있을 뿐만 아니라 지방 연소를 도와 식욕 부진과 속이 거북한 증상을 개선한다.

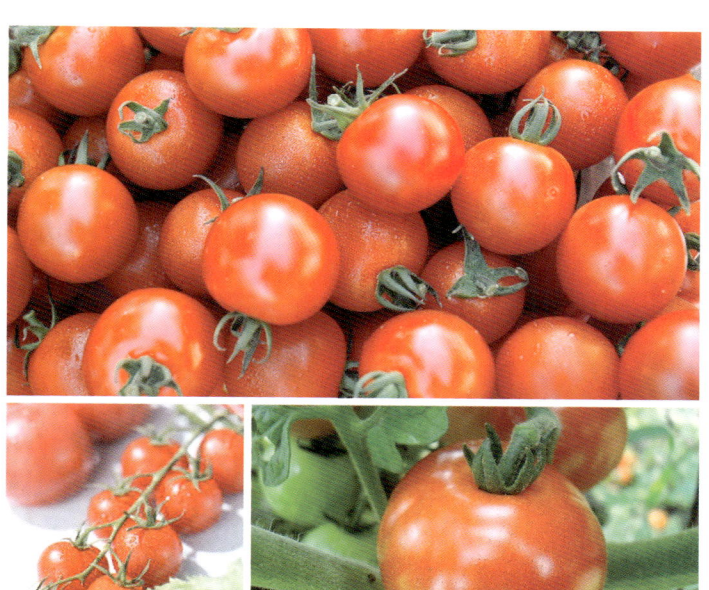

[재료] 방울토마토 1kg, 현미식초 100㎖, 소독한 병, 모시 천, 고무줄
[만드는 법] 1. 물로 깨끗이 씻은 후 꼭지를 제거하고, 마른 수건이나 키친타월로 물기를 닦아낸다. 2. 소독한 병에 방울토마토 70% 정도를 채우고 사과식초를 붓는다. 3. 2일 후부터 15일 동안 매일 3~4회 저어 건더기를 가라앉힌다. 4. 모시 천으로 주둥이를 싼 다음 고무줄로 묶는다. 5. 통풍이 잘되는 서늘한 곳에서 1개월 정도 숙성시킨 후, 모시 천으로 받쳐 건더기를 걸러낸다. 6. 엑기스를 80℃에서 5분 정도 가열해 살균시키면 완성된다.

멜론식초

멜론의 효능

멜론에는 우리 몸의 항산화 작용과 유해 산소를 제거하는 베타카로틴 성분보다 더 강력한 리코펜 이이라는 성분이 함유되어 있어 암을 예방하는데 효능이 있다.

또한 피로 회복을 돕는 비타민 A, B, C와 같은 성분이 함유되어 있어 피로회복에 도움을 주고 멜론에 풍부하게 함유되어 있는 섬유질은 변비에 좋고, 우리 몸의 혈액 응고를 방지하고 점도를 낮추어 심장질환이나 뇌졸중 예방에 좋다.

술 마신 다음날 메론 주스를 한잔 마시면 간의 회복을 도와주는 효과가 있어 숙취해소에 좋고 멜론에 함유되어 있는 항산화 효소는 스트레스를 가라앉히는데 효능이 있다.

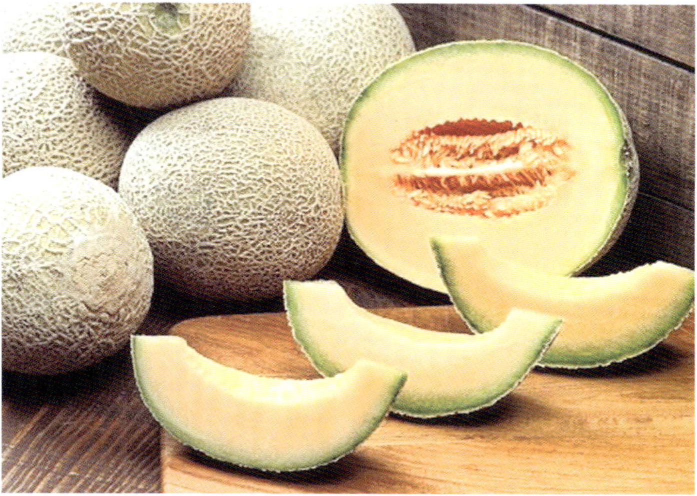

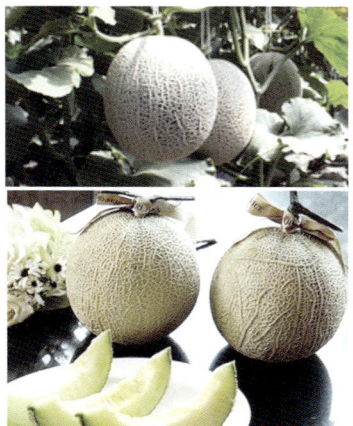

[재료] 멜론 1kg, 현미막걸리 1ℓ, 소독한 병, 모시 천, 고무줄

[만드는 법] 1. 껍질 벗긴 멜론을 세로로 8등분으로 자른 후, 병에 차곡차곡 담고 현미막걸리를 붓는다. 2. 병의 주둥이를 모시 천으로 덮고 고무줄로 묶는다. 3. 서늘한 곳에서 4~5일 보관한 다음 모시 천을 받쳐 건더기를 걸러내고, 밀봉해 4~5개월 발효시킨다. 4. 모시 천으로 여과시켜 80℃에서 5분 정도 가열해 살균시킨다.

키위식초

키위의 효능

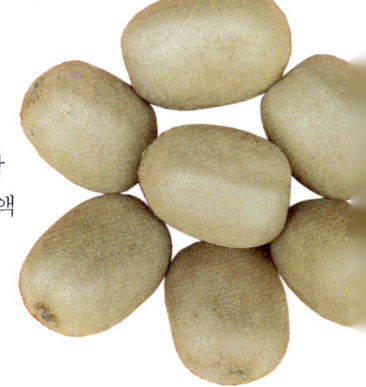

키위에는 식물성 영양과 무수한 비타민과 미네랄이 포함돼 있다. 마치 심장의 건강을 보호하는 아스피린처럼 혈액을 묽게 하는 기능을 인정받고 있고, 키위를 즐겨먹는 아이들은 호흡기질환인 천식 및 호흡곤란에 걸릴 가능성을 줄여준다.

콜레스테롤 조절, 대장 내 독소제거, 대장 및 전립선 암 예방, 혈당조절, 활성산소로부터 DNA 보호, 피부암 억제, 피부검버섯 생성예방 및 치료한다.

또한 키위에는 모발 건강에 좋은 아미노산, 판토텐산, 엽산, 티로신 등이 들어 있다. 키위의 비타민C 함유량은 사과에 20배, 귤의 5배가 함유되어 있을 정도로 비타민C의 결정체라고 할 수 있고 비타민C는 기미와 주근깨를 예방하고, 혈관의 노화방지 및 스트레스 해소에 큰 효과가 있다. 그리고 키위에 다량 함유된 칼륨은 혈압을 낮추어 주며, 키위에 포함되어 있는 식물섬유질은 변비방지와 콜레스테롤 수치를 낮추는데 큰 효능이 있다.

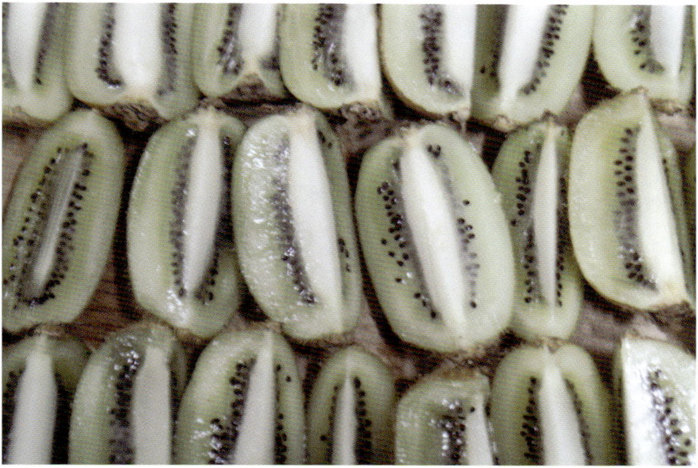

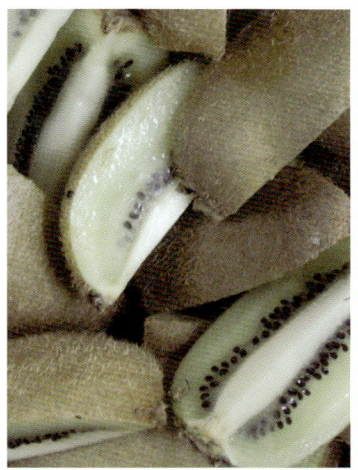

[재료] 키위 1kg, 현미식초 100ml, 유리병, 삼베, 고무줄

[만드는 법] 1. 키위의 껍질을 벗겨 잘게 썬 후, 스텐그릇에 담아 과즙이 될 때까지 으깬다. 2. 으깬 키위를 냄비에 담아 70℃에서 3분간 가열해 살균시킨 후, 식혀서 사과식초를 넣고 소독한 병에 담는다. 3. 병의 주둥이를 삼베로 덮고 고무줄로 묶는다. 4. 서늘하고 통풍이 잘되는 곳에서 3개월 동안 발효시킨다. 5. 삼베로 여과시켜 건더기를 걸러낸다.

복분자식초

복분자의 효능

복분자는 성질이 따뜻하기 때문에 몸이 차가운 체질인 사람에게 좋으며 혈액순환에도 효과가 있다.

또한 붉은 열매들의 특징인 폴리페놀이라는 성분이 다량 들어 있기 때문에 항암기능이 있다.

복분자는 여성과 남성 모두의 성기능강화에 도움을 주는 식품이다. 성호르몬 분비를 촉진시켜주며 정력감퇴, 조루증을 해결해준다. 또한 소변을 잘 보게 해주는 효과를 가지고 있다.

복분자는 신장에 좋은 음식으로 신장에 생기는 각종 질환을 예방해주며 특히 탈모에 좋다고 알려져 있다. 복분자는 간에 좋은 음식으로 술을 먹은 뒤 복분자를 먹으면 숙취해소에 도움을 주며 복분자 주스나 즙, 엑기스 등을 꾸준히 섭취하면 간 기능을 강화해 만성피로를 해결해주는데 효과가 좋다. 또한 복분자는 간에 생기는 여러 질환도 예방해준다.

복분자는 항산화작용이 뛰어나며 각종 비타민이 많이 들어 있기 때문에 피부노화 및 기타 노인성질환을 예방하는 데 효과적이라고 알려져 있으며, 꾸준히 복분자를 섭취하면 피부를 매끄럽고 하얗게 해주는 효과가 있다.

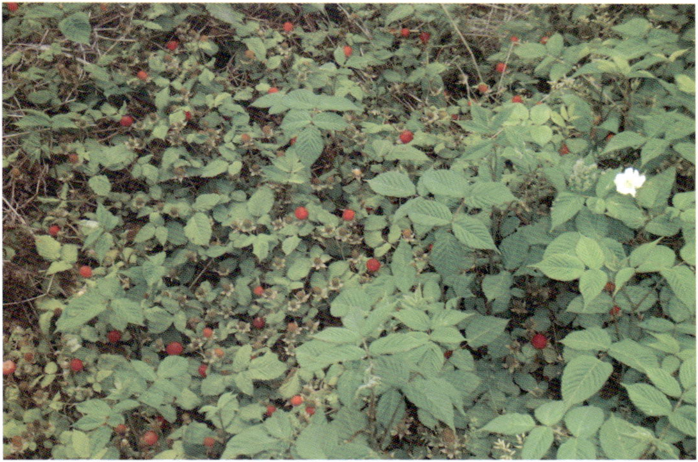

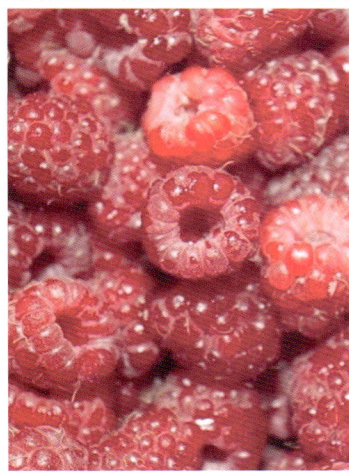

[재료] 복분자 2.5kg, 청주 1.5병, 소독한 유리병, 모시 천, 고무줄

[만드는 법] 1. 복분자를 깨끗이 씻어 물기를 제거하고, 유리병에 청주와 함께 모두 넣는다. 2. 골고루 섞은 다음 모시 천으로 덮고 고무줄로 묶는다. 3. 20~30℃에서 1개월 동안 발효시킨다. 4. 표면에 산막효모가 생기면 나무주걱으로 저어 섞어준다. 5. 3개월 후 모시 천으로 받쳐 건더기를 걸러낸다. 6. 80℃에서 5분 정도 가열해 살균시킨다.

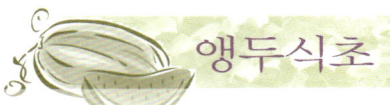

앵두식초

앵두의 효능

앵두의 새콤한 맛을 내는 성분은 사과산과 구연산 등의 유기산인데, 이 유기산은 체내에서 신진대사를 도와주며 피로를 풀어주는 효능이 있다.
또한 혈액순환을 촉진하고 수분대사를 활발하게 하는 성분이 함유되어 있어 부종에 좋다. 또한 앵두는 동상에 걸렸을 때 즙을 내여 바르면 효능이 있다.
앵두에는 비타민 A, C가 풍부하게 함유되어 있어 꾸준히 섭취하면 피부미용에 좋고, 폐기능을 향상시켜주어 가래를 없애고, 소화기관을 튼튼하게 해준다.
앵두의 주요성분은 단백질, 지방, 당질, 섬유소, 회분, 칼슘, 인, 철분, 비타민 A, B_1, C 등이다. 사과산, 시트르산 등의 유기산이 들어 있으며, 붉은 빛깔의 색소는 안토시안계로, 물에 녹아 나온다.
혈액순환을 촉진하고 수분대사를 활발하게 하는 성분이 들어 있어 부종을 치료하는 데 좋고, 폐기능을 도와주어 가래를 없애고, 소화기관을 튼튼하게 하여 혈색을 좋게 한다.

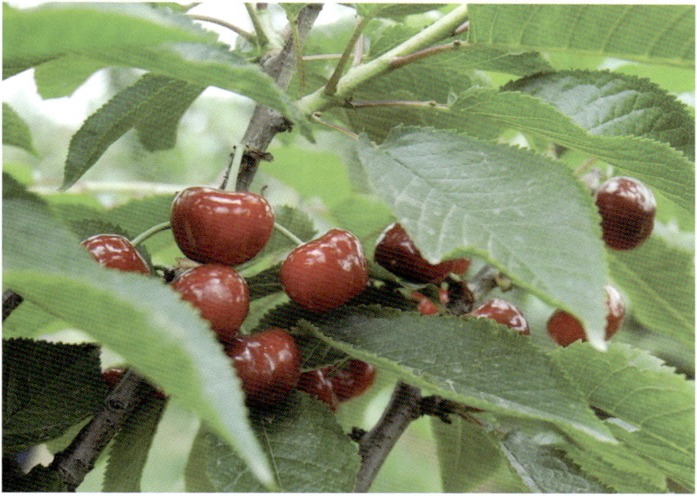

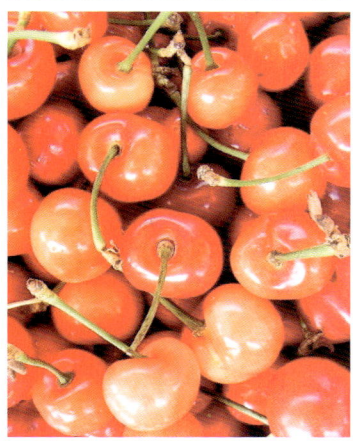

[재료] 앵두 1kg, 황설탕 1kg, 현미식초 1ℓ, 병, 모시 천, 고무줄

[만드는 법] 1. 앵두를 깨끗이 씻어 물기를 제거한 후, 유리병 70%까지 채우고, 설탕과 식초를 붓는다. 2. 골고루 섞은 다음 모시 천으로 덮고 고무줄로 묶는다. 3. 20~30℃에서 1개월 동안 발효시킨 후, 모시 천으로 받쳐 건더기를 걸러낸다. 4. 다시 병에 넣고 밀봉해 3개월 동안 숙성시키면 좋은 식초가 탄생된다.

매실식초

매실의 효능

매실은 여름철 갈증해소뿐만 아니라 살균과 향균작용을 도와 식중독을 예방하기 때문에 여름에 꼭 필요한 식품이다.

무엇보다 매실의 가장 큰 장점은 위장운동을 돕는다는 것이다. 매실의 신맛이 소화액을 촉진시켜 소화불량을 해소하고 위장장애를 치료한다. 또 매실은 과다 분비되는 위산을 조절하며 과식이나 배탈에도 효과가 있다. 스트레스와 만성피로에 시달리는 현대인은 매실을 꾸준히 복용할 필요가 있다.

매실의 유기산은 신진대사를 활발히 하고 피로를 회복하는 효과를 가지고 있다. 특히 스트레스로 인한 칼슘의 소모는 매실의 풍부한 칼슘이 보충해 주며, 구연산과 사과산은 칼슘 흡수를 돕는 역할을 하기 때문에 현대인에게는 안성맞춤이라 할 수 있다. 매실의 풍부한 칼슘은 여성에게 좋은 식품이라는 것을 말해준다.

여성에게 칼슘이 부족하면 빈혈이나, 생리불순, 골다공증이 올 수 있으며, 이때 매실을 먹게 되면 이러한 증상을 완화시킬 수 있으며, 게다가 장의 연동운동을 도와 변비를 해소하고, 매실 속 비타민은 피부미용의 효과까지 얻을 수 있다.

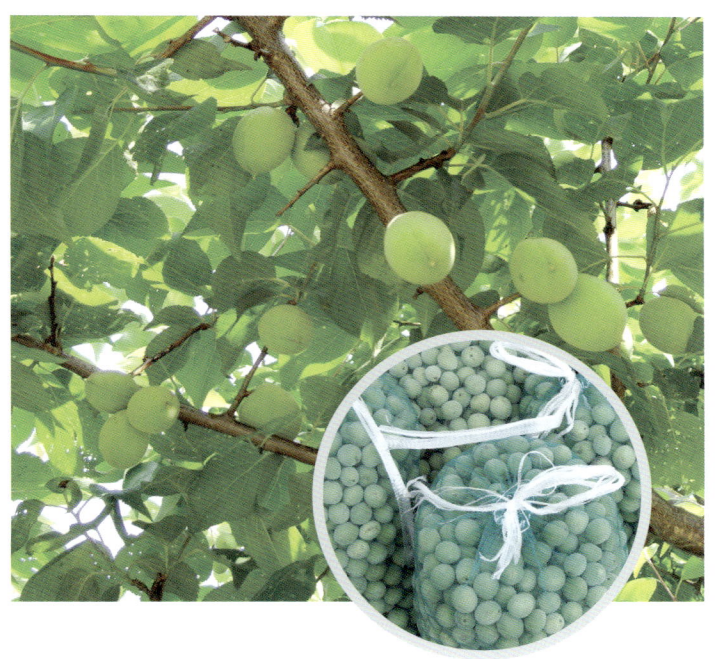

[재료] 매실 1kg, 흑설탕 700g, 병, 모시 천, 고무줄

[만드는 법] 1. 매실을 깨끗이 씻은 다음 물기를 제거한 후, 병에 담고 설탕을 두껍게 덮고 밀봉한다. 2. 2일 후부터 15일 동안 매일 병을 뒤집어 설탕을 잘 녹게 한다. 3. 응달진 서늘한 곳에서 3~4개월 동안 숙성시킨다. 4. 모시 천을 받쳐 건더기를 걸러낸다. 걸러낸 건더기를 병에 담아 소주를 붓고 6개월이 지나면 매실주가 된다. 5. 걸러낸 엑기스를 약한 불에 2분 정도 가열해 살균시키고, 식힌 다음 밀봉해 냉장고에 보관하면 된다.

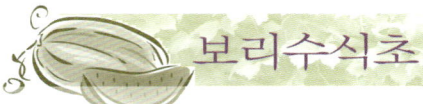

보리수식초

보리수의 효능

『동의보감』에는 '보리수나무 열매의 맛은 시고 달고 떫으며 성질은 평하며 독이 없다. 설사, 목마름, 천식, 해수를 주로 치료한다. 오장을 보익補益하고 번열煩熱과 소갈消渴을 없애고 거두어들이는 성질이 있고 설사를 멎게 하며 피나는 것을 멎게 한다. 소화불량, 골수염, 부종, 생리불순, 치질, 허리 삔 것을 낫게 한다'고 기록되어 있다.

옛말에 지독한 해수나 천식을 치료하려면 보리수나무 3말을 따서 먹으라고 하였다.

가을철 잘 익었을 때 따서 잼을 만들어 먹거나 말려 가루로 만들어 수시로 열심히 먹으면 어떤 천식이라도 고칠 수 있다고 하였다. 아무리 오래되고 잘 낫지 않는 천식도 치유가 가능하다.

보리수는 가래를 삭이고 피나는 것을 멎게 하며 풍을 없애고 습을 내보내며 음식이 체한 것을 내려가게 하고 인후통을 낫게 한다. 기침, 피를 토하는 데, 가래, 객혈, 장출혈, 월경과다, 류머티즘, 황달, 설사 등에 좋은 효력이 있다.

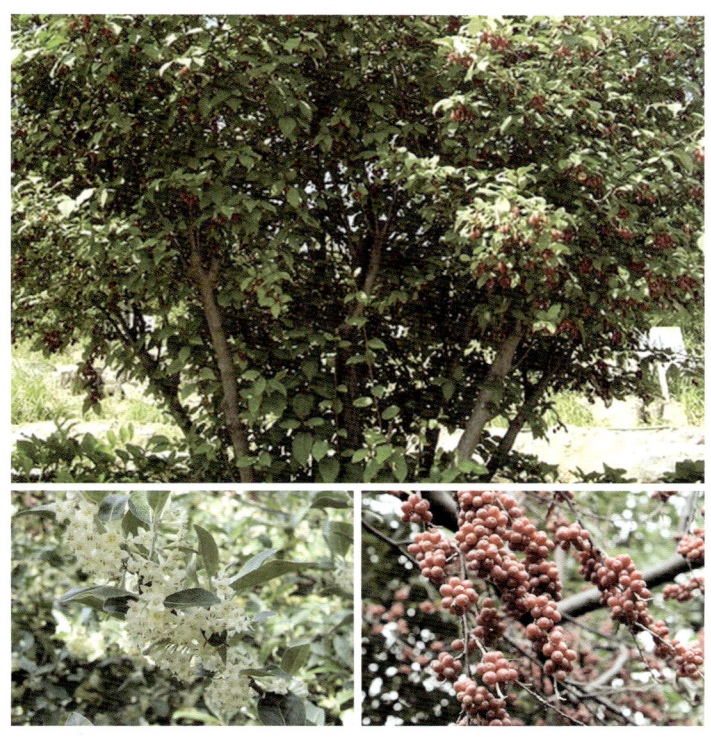

> **[재료]** 보리수 1kg, 황설탕 1kg, 현미식초 1 l, 병, 모시 천, 고무줄
> **[만드는 법]** 1. 보리수를 씻어 물기를 제거한 후, 유리병 70%까지 채우고, 설탕과 식초를 붓는다. 2. 골고루 섞은 다음 모시 천으로 덮고 고무줄로 묶는다. 3. 20~30℃에서 1개월 동안 발효시킨후, 모시 천으로 받쳐 건더기를 걸러낸다. 4. 다시 밀봉해 3개월 동안 숙성시키면 완성된다.

복숭아식초

복숭아의 효능

복숭아의 주성분은 수분과 당분이며 유기산, 비타민A, 펙틴 등도 풍부하다. 미국의 하버드 보건대학 연구팀이 12만4천 명을 대상으로 10여 년간 건강조사 자료를 분석한 결과, 봉숭아 과육에 유리 아미노산이 많이 들어 있는데 특히 아스파라긴산이 많아 숙취해소 및 니코틴 제거에 탁월한 효능이 있다고 발표했다.

풍부한 펙틴 성분은 장을 부드럽게 하여 변비를 없애며 비타민과 유기산 성분은 혈액순환을 돕고 피로회복, 해독작용, 면역기능강화, 피부미용 등에 좋다. 또한 알칼리성 식품으로서 산성화된 체질을 개선시켜 초조감, 불면증을 감소시킨다.

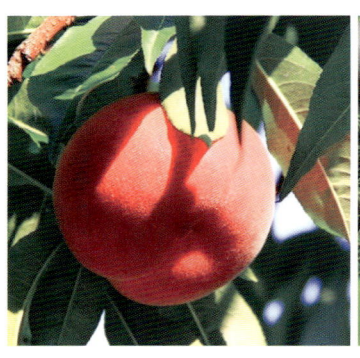 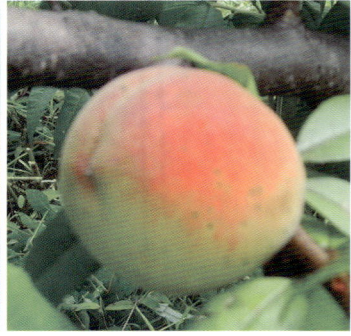

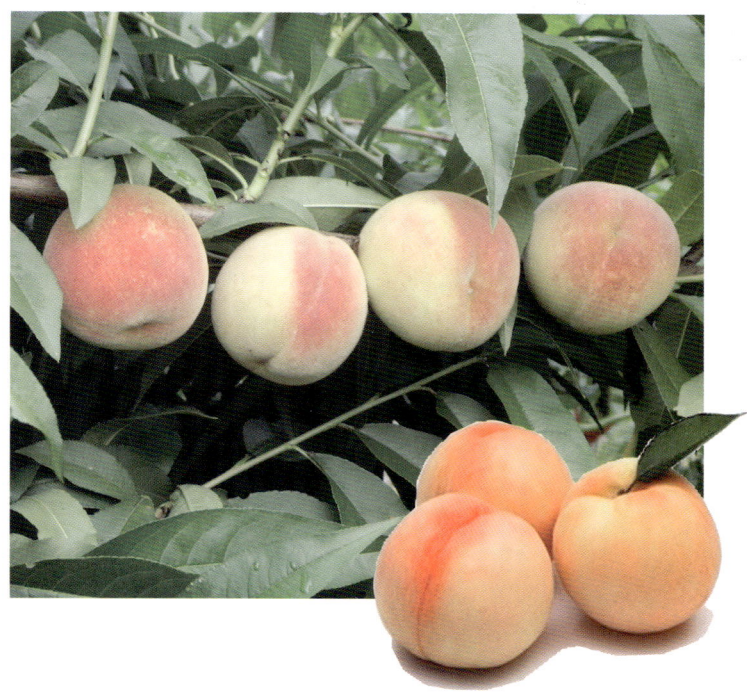

[재료] 복숭아 2Kg, 설탕 300g, 소독한 유리병, 모시 천, 고무줄

[만드는 법] 1. 복숭아를 씻어 잘게 썰어서 유리병에 담고 설탕을 넣는다. 2. 서늘한 장소에서 3~4일간 발효시킨다. 3. 완전 밀봉해 10일 정도 발효시킨 후, 모시 천에 담아 건더기를 70%만 짠다. 4. 재료의 2배가 되도록 물을 부어 희석시킨다. 5. 24~30℃에서 초산 발효시킨다. 6. 2~3개월 후에 모시 천으로 받쳐 걸러낸다. 7. 80℃에서 5분간 중탕 살균하면 완성된다.

참외식초

참외의 효능

여름 과일답게 비타민C의 함량이 높은 것이 특징이고, 그밖의 성분으로 칼륨이 많다. 따라서 참외를 많이 먹으면 밤에 오줌을 싼다고 하는 것은 수분이 많을 뿐만 아니라 수박과 같이 이뇨작용이 있고 또 칼륨의 함량이 높기 때문이다.

항암작용이 있어 참외를 많이 먹으면 암세포가 확산되는 것을 방지하며 참외에는 진해, 거담작용을 하는 성분이 있고 변비, 풍담, 황달, 수종, 이뇨 등에도 좋다.

『동의보감』에는 참외가 진해 거담작용을 하고 풍담, 황달, 이뇨에도 효과가 있다고 기록되어 있다. 땀을 많이 흘리는 여름철 갈증을 해소시켜주는 과일이라 할 수 있으며 체질이 산성으로 변하기 쉬운 여름에 참외는 좋은 식품이며 피로회복에 좋다.

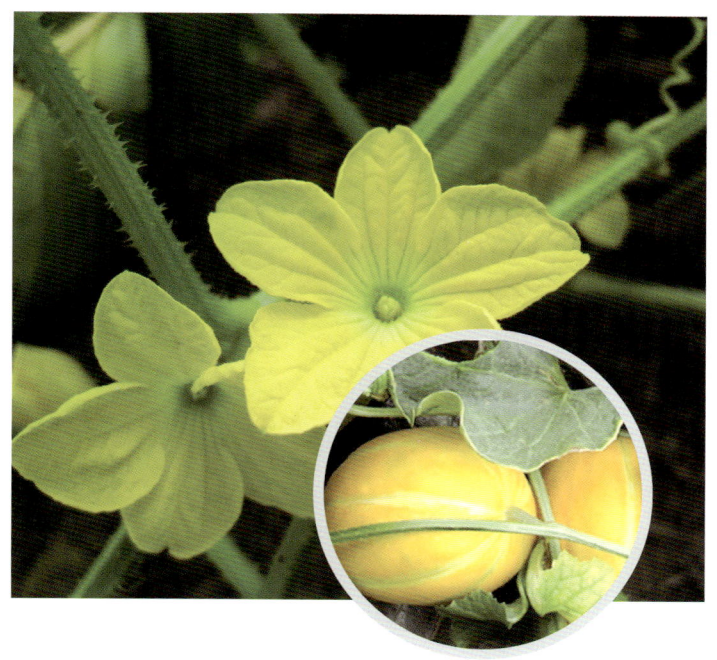

【재료】 참외 1.5kg, 백설탕 1.7kg, 레몬즙 100㎖, 사과식초 500㎖, 소독한 병, 모시 천, 고무줄

【만드는 법】 1. 참외를 깨끗이 씻어 물기를 닦아낸다. 2. 씨를 빼고 껍질째 1cm크기로 썰어 병에 넣는다. 3. 백설탕 70%와 레몬즙으로 20분 정도 재고, 나머지 백설탕 30%를 사용해 시럽 2컵을 만들어 식힌 다음 붓는다. 4. 사과식초를 붓고 3~4개월 숙성시킨 후, 모시 천으로 여과시켜 건더기를 걸러낸다. 5. 80℃에서 5분간 중탕 살균하면 완성된다.

수박식초

수박의 효능

수박은 91~95%가 수분이다. 물은 체내에 섭취한 영양소를 운반하여 생체 내의 모든 화학반응 즉 대사의 매체가 된다.

우리 몸의 3분의2가 물로 구성되어 있다는 것을 생각한다면 물은 3대 영양소인 탄수화물, 단백질, 지방, 그 어떤 것보다도 더 큰 영양학적 가치를 가진다고 할 수 있다.

또, 수박에는 시투룰린citrulline이라는 물질이 있어 이뇨작용을 돕는다. 그래서 민간에서는 수박이 신장병이나 당뇨병을 가직 사람들에게 약용되고 있다.

수박의 붉은색에는 리코펜 성분이 함양되어 있고 이것은 암예방에 효과가 있다.

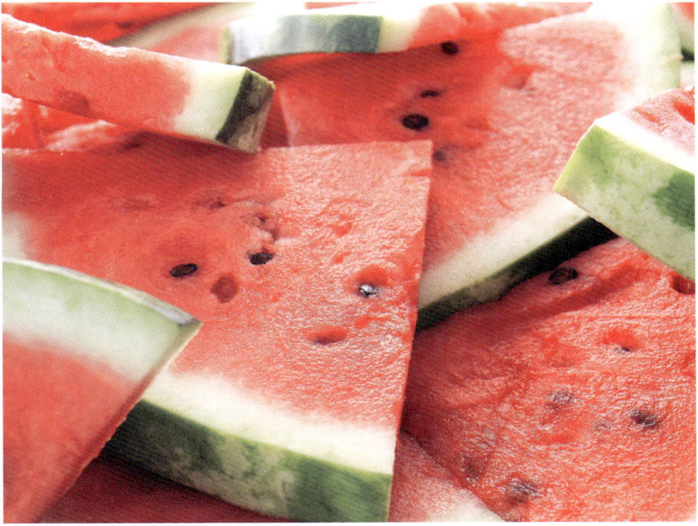

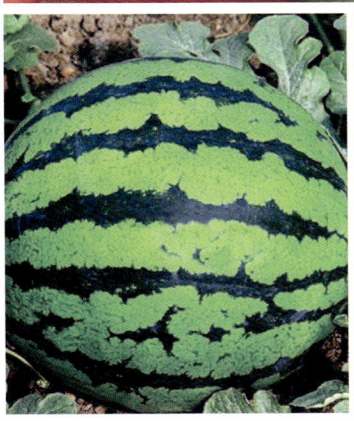

[재료] 수박 1kg, 흑설탕 100g, 현미식초 100㎖, 유리병, 모시 천, 고무줄

[만드는 법] 1. 수박 속을 2cm 두께로 썰어 유리병에 담는다. 2. 흑설탕으로 덮고, 현미식초를 넣는다. 3. 뚜껑을 닫아 냉장고에서 2주간 숙성시켜준다. 4. 내용물을 모시 천으로 받쳐 건더기를 걸러낸다. 5. 80℃에서 3분간 중탕 살균해주면 된다.

자두식초

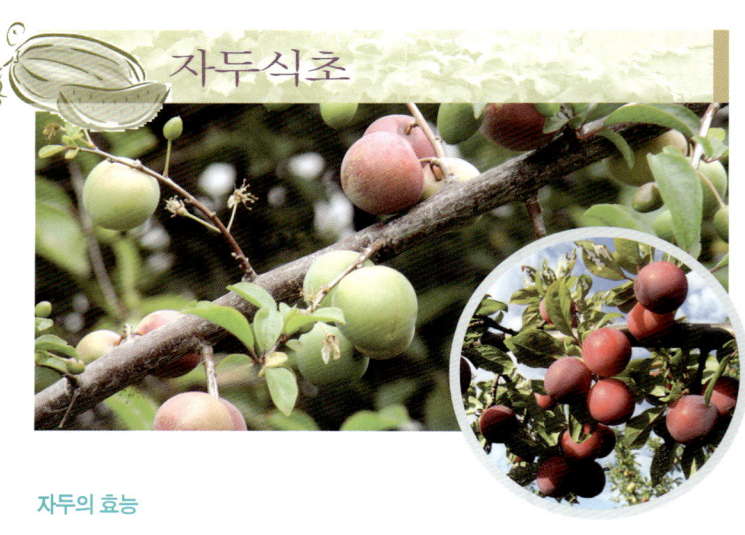

자두의 효능

자두는 간이 나쁜 사람에 효험이 있는 것으로 전해지며, 변비에도 효과가 좋고, 탄수화물의 비중이 높고 특히 비타민A가 많다. 그리고 충치통, 풍치, 벌레 물려 부어 아플 때, 각기, 습증, 가렵고 아플 때, 더위 먹을 때, 주취로 위가 아플 때 등 민간약제로도 이용되었다.

[재료] 자두 1kg, 설탕 100g, 유리병, 모시 천, 고무줄
[만드는 법] 1. 자두를 깨끗이 씻은 다음 물기를 제거한다. 2. 유리병에 담고 설탕을 뿌려 골고루 섞어준다. 3. 모시 천으로 덮고 고무줄로 묶은 후, 서늘하고 통풍이 잘되는 곳에서 한 달 동안 발효시킨다. 4. 모시 천으로 받쳐 건더기를 걸러낸다. 5. 엑기스를 밀봉해 3개월 동안 숙성시킨 후, 건더기를 약한 불에 2분간 끓여 살균하면 된다.

감식초

감의 효능

감의 성분은 감 100g에 당분이 14g, 비타민C는 사과의 8~10배 정도 함유하고 있고, 비타민A도 풍부하게 함유하고 있어 종합 비타민제라고 해도 과언이 아니다. 감을 먹을 때 떫은맛이 나는 것은 '타닌'이라는 성분이 들어 있기 때문이다. 설사가 심할 때 감을 먹으면 설사를 멎게 하는 것은 이 '타닌' 때문이다. '타닌' 성분은 모세혈관을 튼튼하게 해 주는 역할도 한다.

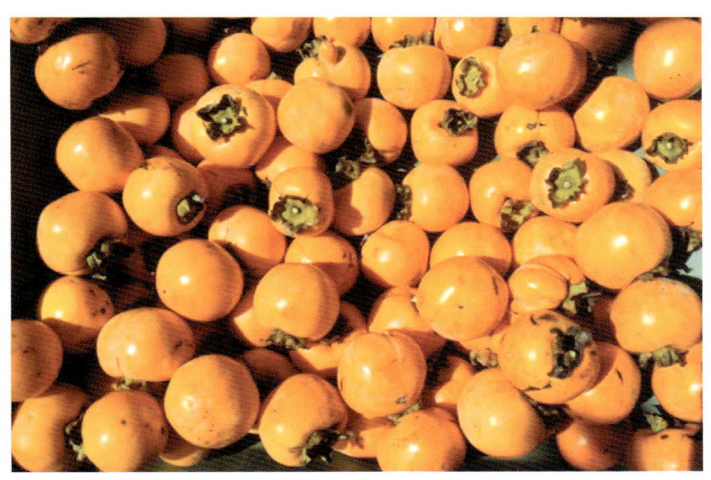

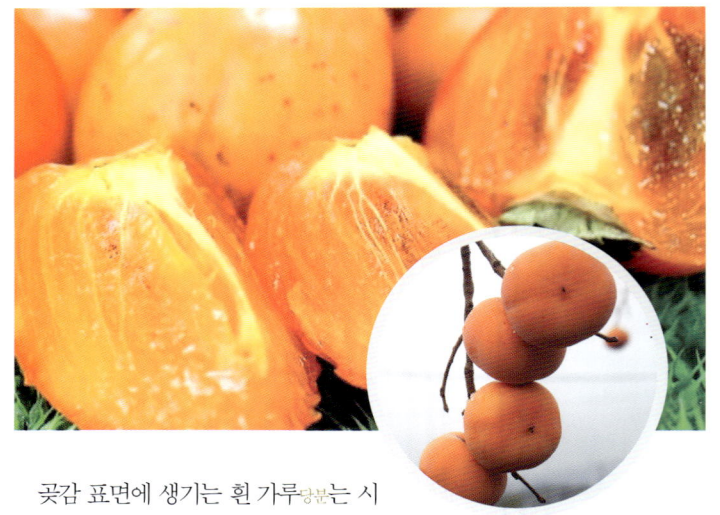

곶감 표면에 생기는 흰 가루(당분)는 시상 또는 시설이라 하며 한방에서는 폐가 답답할 때나 담이 많고 기침이 많이 나올 때, 만성기관지염에 도움을 준다. 또한 이 시상은 정액을 많게 해주고 몸 안에 비생리 담을 없애주며 폐열을 낮추어준다.

감, 곶감은 고혈압, 중풍, 이질, 설사, 하혈, 위장염, 대장염에 좋다.

떫은 감 반 말 가량을 찧어 마른북어 세 마리와 같이 넣고 푹 삶아 그 국물을 조금씩 수시로 마시면 고혈압에 특효이다.

떫은 감 즙은 중풍에 신효하다. 뼈가 썩어 고름이 흘러내리는 골수염 등에는 떫은 감을 찧어 붙이면 신통하게 낫는다. 딸꾹질에는 곶감 네 개를 삶아 그 물을 마시면 영원히 없어진다.

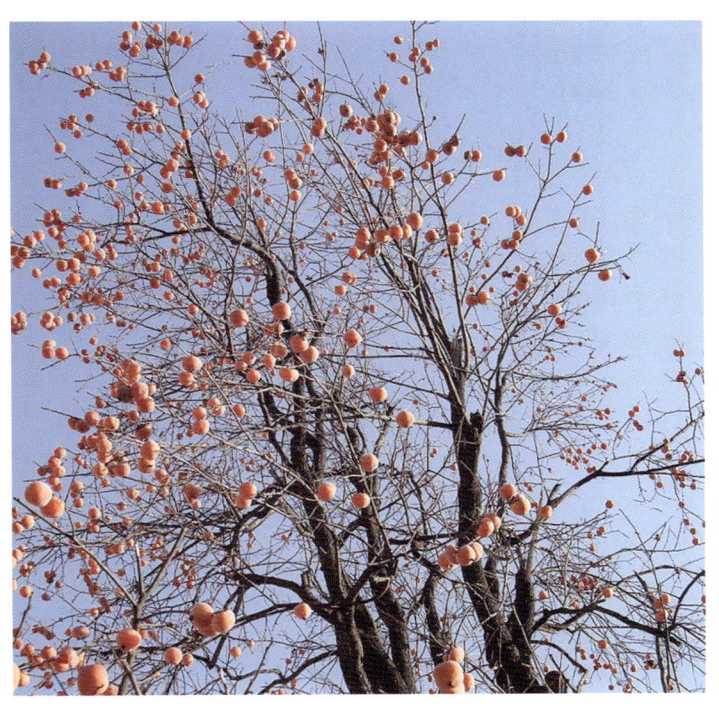

[재료] 감 1kg, 현미식초 100㎖, 유리병, 모시 천, 고무줄

[만드는 법] 1. 감은 씻어 꼭지를 떼낸 다음 으깬다. 2. 유리병에 눌러서 담고 현미식초를 넣는다. 3. 병의 주둥이를 모시 천으로 덮고 고무줄로 묶는다. 4. 응달진 서늘한 곳에서 3~4개월 발효시킨다. 5. 모시 천으로 받쳐 건더기를 걸러내고, 밀봉해 1년 동안 숙성시킨다. 6. 80℃에서 3분간 가열해 살균한다. 7. 500㎖의 감식초가 탄생한다.

살구식초

살구의 효능

살구는 헤모글로빈 재생 효력이 뛰어나고 폐암과 췌장암을 예방하는 과일로 각광을 받고 있다. 이두 가지 암은 흡연과 밀접한 관련이 있고, 살구는 애연가들에 게 권장할 만한 식품이다. 동물 실험 결과, 베타카로틴은 폐암과 피부암을 비롯한 여러 가지 암을 치료하는 성과를 보였다. 사람을 대상으로 한 조사에서 베타카로틴을 고농도로 함유한 과일이나 야채를 많이 먹은 사람의 경우 폐암, 피부암, 후두암의 사망률이 낮게 나타났다. 살구에는 비타민A와 베타카로틴이 많이 함유돼 있는데 이 베타카로틴은 항노화작용과 함께 항암효과가 있다는 사실이 여러 연구를 통해 규명됐다. 한방에서도 살구는 진해거담제로 사용되며 기관지염 폐결핵 만성기침환자들에게 특효가 있는 것으로 알려졌다. 그러나 살구에는 독도 들어있다. 하지만 살구에는 독이 있어서 많이 섭취하면 정신이 흐려지고 근육과 뼈에 해가 온다고 한다.

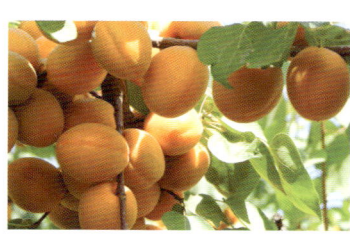
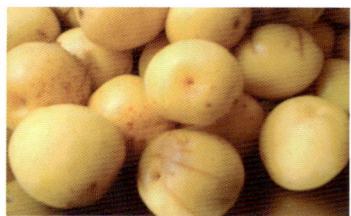

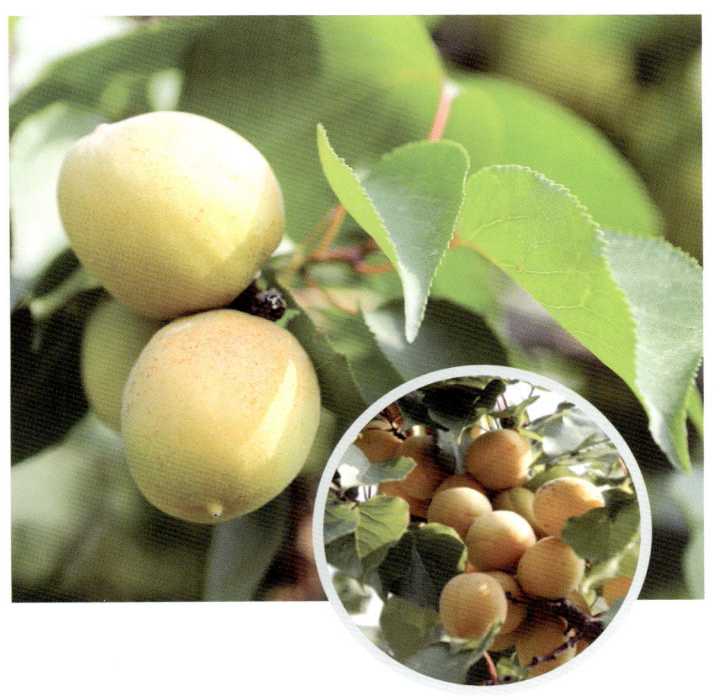

[재료] 살구 1kg, 흑설탕 100g, 병, 모시 천, 고무줄
[만드는 법] 1. 살구를 깨끗이 씻은 다음 물기를 제거한 후, 반으로 잘라 씨를 제거한다. 2. 병에 담고 설탕을 두껍게 넣어 밀봉한다. 3. 2일 후부터 15일 동안 매일 병을 뒤집어 설탕을 잘 녹게 한다. 4. 응달진 서늘한 곳에서 1개월 동안 발효시킨다. 5. 모시 천을 받쳐 건더기를 걸러내고 3개월 동안 2차 숙성시키면 된다.

사과식초

사과의 효능

섭취한 음식물이 며칠이고 장 속에 있으면 위장장애가 일어나기 쉽고 비만의 근원이 된다.
사과의 섬유질은 장의 기능을 활발하게 해주고, 소화.
흡수를 도와주므로 변비예방 및 장내 가스발생 예방에도 도움이 된다. 그 외에 여분의 콜레스테롤이나 식품에 함유되어 있는 유해 첨가물도 배출시켜 장을 항상 깨끗한 상태로 유지시켜 준다.
깨끗이 씻어서 껍질째 먹으면, 열매와 껍질 사이에 함유되어 있는 펙틴은 진통효과가 높고, 복통이나 설사를 할 때 정장제 역할을 해준다.
사과는 옛날부터 장에 좋은 과일로 알려져 왔다. 또한 콜레스테롤을 흡수, 배출하는 작용이 있어 성인병 예방에도 효과가 있다.
추운 지방에서 생산되어도 사과는 매우 따뜻한 과일이다. 유럽에서는 '하루에 사과를 한 개씩만 먹으면 의사가 필요없다'라고 할 정도로 사과는 건강한 몸을 만드는데 꼭 필요한 과일이다. 추운 지방에서 생산된 사과는 몸을 따뜻하게 해주고, 혈액순환과 장기능을 좋게 해준다.

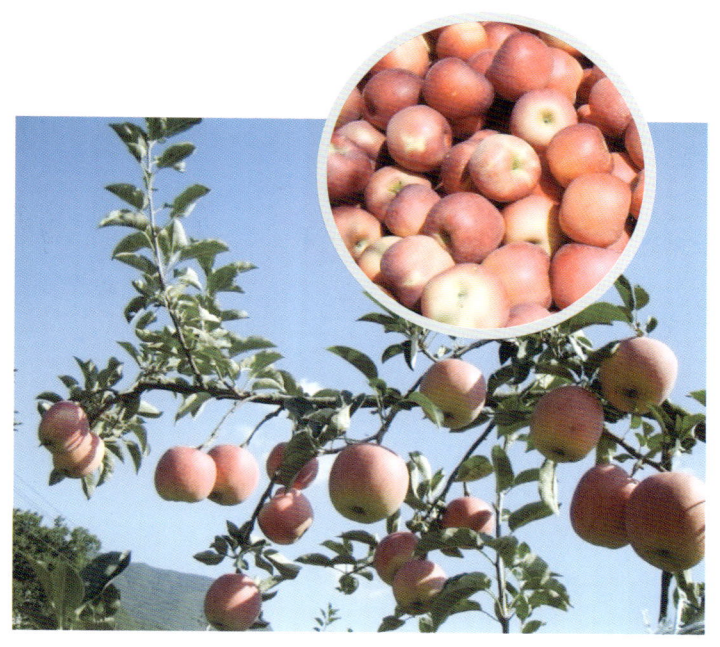

[재료] 사과 2kg, 설탕 200g, 유리병, 모시 천, 고무줄

[만드는 법] 1. 사과의 껍질을 벗기고 씨 속을 제거한 후, 나무절구에 넣어 곱게 찧는다. 2. 유리병에 넣고 20~25℃에서 2주 정도 알코올 발효시킨다. 3. 모시 천에 받쳐 엑기스(알코올 12%)를 짠다. 4. 80℃에서 3분간 가열해 살균하고, 식힌 다음 물로 희석시켜 알코올 농도를 6%로 낮춘다. 5. 유리병에 붓고 모시 천으로 입구를 덮고 25℃에서 초산발효 시킨다. 6. 과정 중에 생기는 균막은 그대로 두고, 서늘한 곳에서 3개월간 숙성시킨 후, 모시 천으로 여과하면 완성된다.

배식초

배의 효능

배는 지방질은 0.2%, 섬유소 함량은 0.5%로 다른 과실에 비해 다소 적은 편이다. 배의 무기질 성분을 보면 K, Na, Mg의 함량이 75%를 차지하고, 인이나 유산균의 함량이 25% 정도로서 강한 알칼리성 식품이므로 배나 배 가공품을 많이 먹는 것은 우리의 혈액을 중성으로 유지시켜 건강을 유지하는데 큰 효과가 있다.

배의 비타민 함량을 보면 다른 과실에 비해 많은 것은 아니나 사과에 비해 비타민 B_1, B_2 함량은 다소 많고, 비타민C의 함량은 적다.

배즙이 기침과 가래를 없애주는 효과가 있기 때문에 기침과 가래로 고생하는 사람은 배즙을 장기복용하면 효과가 좋다. 또한 배는 차가운 성질을 가지기 때문에 몸에 열을 내려주는 해열작용도 하며, 이뇨작용 또한 뛰어나다. 배의 효능의 절정이라고 할 수 있는 부분이 바로 항암효과이다.

배는 대장암과, 유방암의 발생위험을 줄이고 탄 음식으로 유발되는 암에 특히 좋다고 한다.

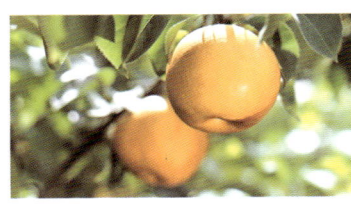
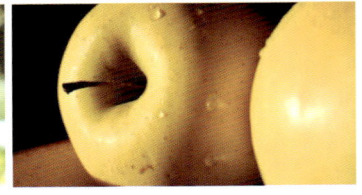

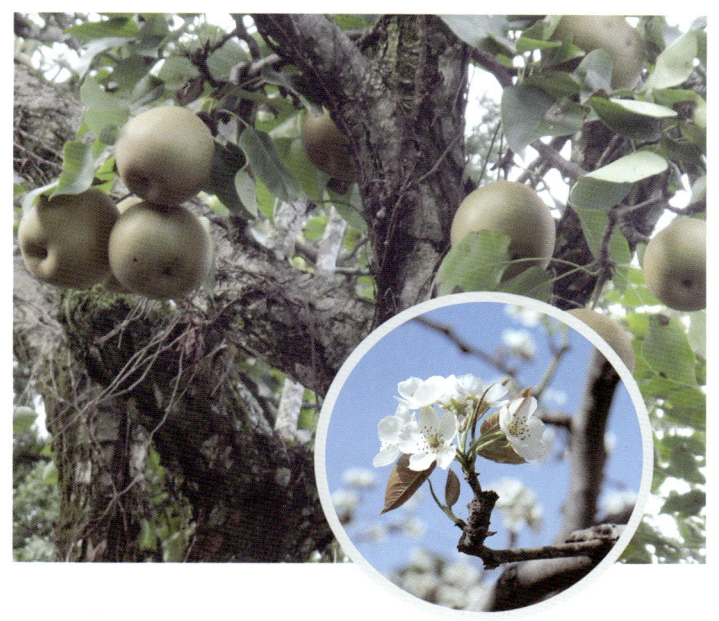

[재료] 배 2kg, 설탕 200g, 유리병, 모시 천, 고무줄

[만드는 법] 1. 배의 껍질을 벗기고 씨 속을 제거한 후, 나무절구에 넣어 곱게 찧는다. 2. 유리병에 넣고 20~25℃에서 2주 정도 알코올 발효시킨다. 3. 모시 천에 받쳐 엑기스(알코올 12%)를 짠 후, 80℃에서 3분간 가열해 살균하고, 식힌 다음 물로 희석시켜 알코올 농도를 6%로 낮춘다. 4. 다시 유리병에 붓고 모시 천으로 입구를 덮고 25℃에서 초산발효 시킨다. 이때 생기는 균막은 그대로 둔다. 5. 서늘한 곳에서 3개월간 숙성시킨 후, 모시 천으로 여과하면 완성된다.

감귤식초

감귤의 효능

귤 1~2개에 들어 있는 구연산은 약 5g 정도이다. 보통 성인은 구연산일 경우 5g, 아세트산초산, 식초의 주성분일 경우 2g, 식초의 경우 30㎖ 정도를 매일 섭취하면 피로도 적고 동맥경화도 예방된다.

미국 국립 암연구소는 감귤류가 위암을 치료한다고 발표하였다. 감귤류에 들어 있는 항암물질의 한 가지는 비타민C인데 이는 강력한 발암물질을 억제하는 것으로 알려져 있다.

오렌지 등 감귤류 과일을 다량 섭취한 사람들은 암으로 인한 사망률이 저하되었다. 또한 감귤류를 다량 섭취한 사람은 감귤류를 섭취하지 않은 사람에 비하여 식도암에 걸릴 위험이 절반으로 줄었다.

불포화지방산의 산화를 방지하고 콜레스테롤의 축적을 억제하는 것은 비타민E의 작용이다. 또한 오렌지 등의 감귤류는 혈중 콜레스테롤을 내리게 하는 효능이 있다.

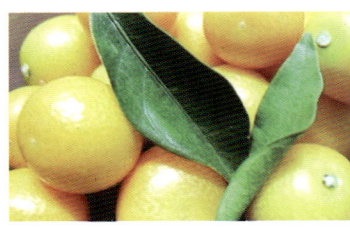 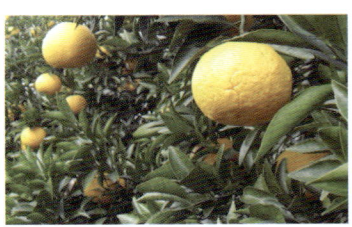

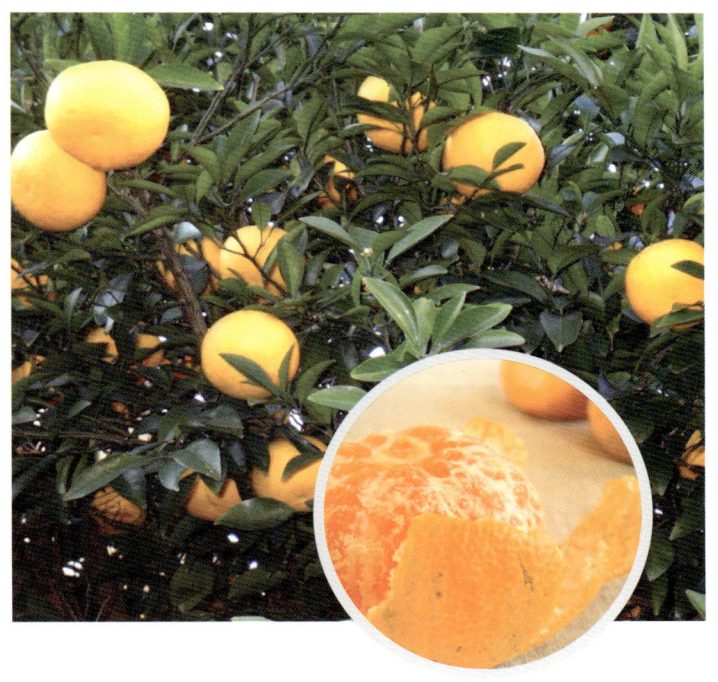

【재료】 감귤 1kg, 현미식초 100㎖, 병, 모시 천, 고무줄

【만드는 법】 1. 껍질째 8등분으로 나누고 나무주걱으로 과즙이 나오도록 으깬다. 2. 유리병에 담고 현미식초를 넣어 섞어준다. 3. 주둥이를 모시 천으로 덮어 고무줄로 묶고, 응달의 서늘한 곳에서 보관한다. 4. 3~5개월 후에 모시 천으로 받쳐 엑기스를 짜낸 후, 밀봉해 1년 동안 2차 숙성시키면 양질의 감귤식초가 만들어진다.

오렌지식초

오렌지의 효능

오렌지에 함유된 비타민C는 감기를 예방하는 효과를 가지고 있다. 또한 비타민C는 멜라닌melanin의 생성을 억제하기 때문에 피부미용에도 좋다. 게다가 피로회복에 도움이 된다.

노화를 억제하고 산소 공급과 이동을 원활히 하는 플라보노이드가 풍부한 과일이어서 각종 암 예방을 해주는 작용도 뛰어나다.

오렌지 껍질의 하얀 부분에는 헤스페리딘이란 성분이 풍부한데, 혈관을 튼튼하게 하는 역할을 하고, 동맥경화, 심혈관계 질환이 있는 사람에게 좋고, 또한 이 헤스페리딘 성분은 혈압을 낮춰주고, 간을 해독하며, 항균작용을 하는 효과도 있다.

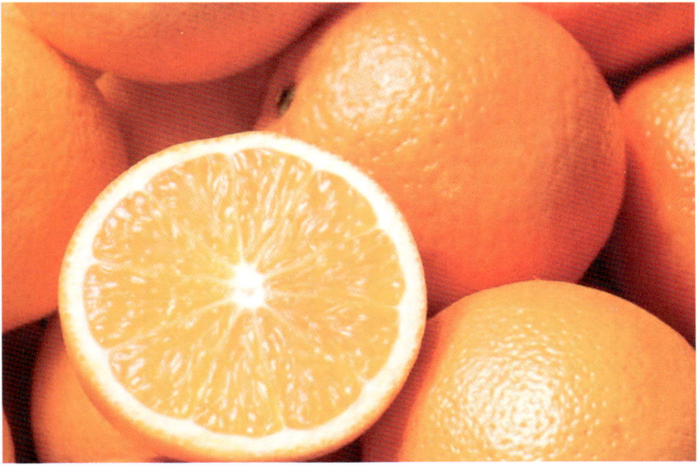

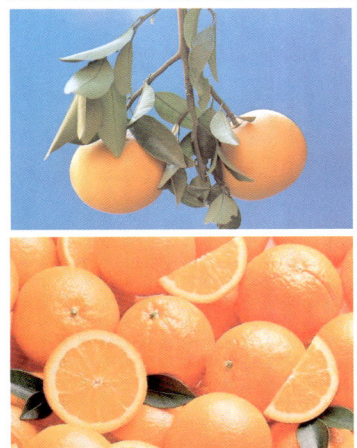

【재료】 오렌지 1kg, 현미식초 100 ㎖, 병, 모시 천, 고무줄

【만드는 법】 1. 오렌지를 8등분으로 나누고, 나무주걱으로 과즙이 나오도록 으깬다. 2. 유리병에 담고 현미식초를 넣어 섞어준다. 3. 주둥이를 모시 천으로 덮어 고무줄로 묶고, 응달의 서늘한 곳에서 보관한다. 4. 3~5개월 후에 모시 천으로 받쳐 엑기스를 짜낸 후, 80℃에서 3분간 가열해 살균한다. 5. 밀봉해 1년 동안 2차 숙성시키면 된다.

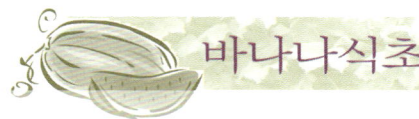

바나나식초

바나나의 효능

바나나에는 혈압을 조절하고, 근육경련을 막아주는 미네랄인 칼륨이 풍부하다. 100g당 335mg으로 사과의 4배다 서울여대 식품영양학과 이미숙 교수. 그래서 고혈압, 뇌졸중 환자에게 바나나를 권하는 것이다.

면역력을 높여주는 비타민 B_6의 함량도 많다. 100g당 0.32mg으로 일반 과일의 10배다.

바나나의 혈당지수 당뇨병 환자에겐 혈당지수가 낮은 식품이 좋다는 53으로 백미70, 감자80, 수박, 빵, 아이스크림보다 낮다. 그래도 당뇨병 환자는 하루 한 개 이상 먹는 것은 삼가야 한다.

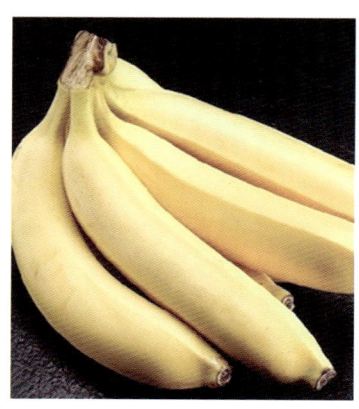
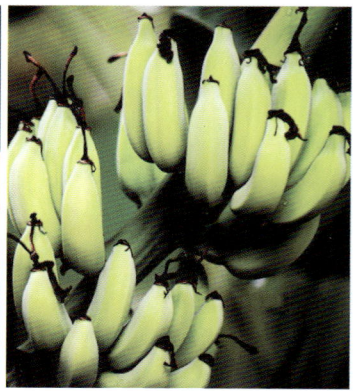

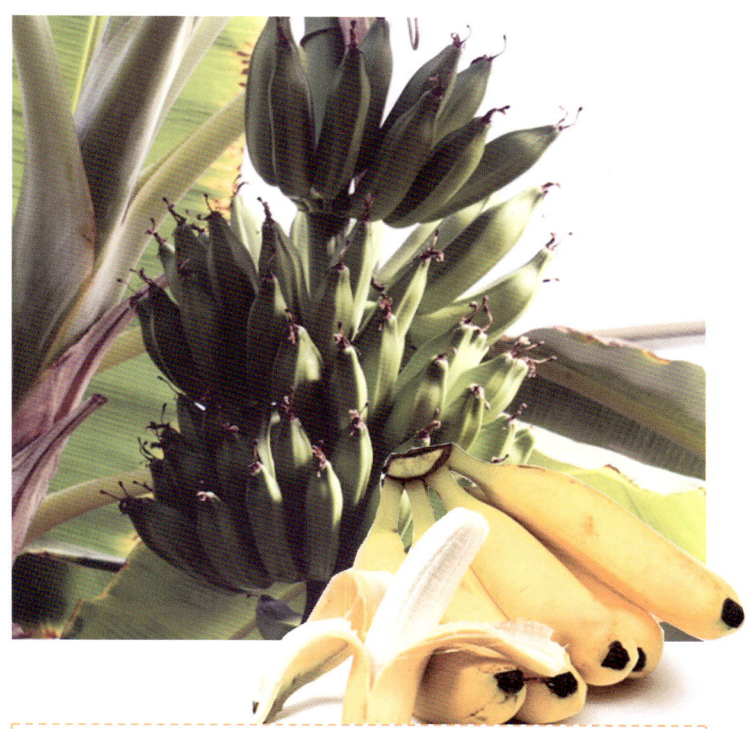

【재료】 바나나 1kg, 흑설탕 100g, 현미식초 100㎖, 유리병, 모시 천, 고무줄
【만드는 법】 1. 껍질을 벗긴 다음 2cm 두께로 둥글게 썰어 유리병에 담고, 흑설탕으로 덮은 후, 현미식초를 넣는다. 2. 전자레인지에 넣어 2분 정도 돌려 설탕을 녹여준다. 3. 뚜껑을 닫아 냉장고에서 2주간 숙성시켜준다. 4. 내용물을 모시 천으로 받쳐 건더기를 걸러낸다. 5. 80℃에서 3분간 중탕 살균해주면 된다.

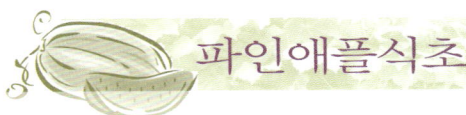
파인애플식초

파인애플의 효능

파인애플에는 브로멜라인bromelain 효소가 들어 있어 단백질을 녹여 소화하기 쉽게 만든다.
또 파인애플은 강력한 단백질 분해효능 때문에 공복에 지나칠 정도로 많이 먹으면 위벽에 상처가 생길 수도 있다.
고기요리를 할 때 파인애플을 사용하면 독특한 향과 함께 연육작용을 하기도 하고, 신맛은 윗부분이, 단맛은 아랫부분이 강하다.
비타민C의 함유량이 매우 높아 피로회복에 좋고, 신맛을 내는 구연산의 작용으로 식욕증진에 효과적이고 식이섬유가 풍부해 변비에 좋다.
맛이 좋고 단백질을 소화시키는 효소가 들어 있어 육식 후에 파인애플을 먹으면 소화에 도움이 된다. 자당, 구연산, 주석산 외에 비타민C의 함유량이 풍부하여 피로회복, 식욕증진, 특히 변비증에 뛰어난 효력이 있다.

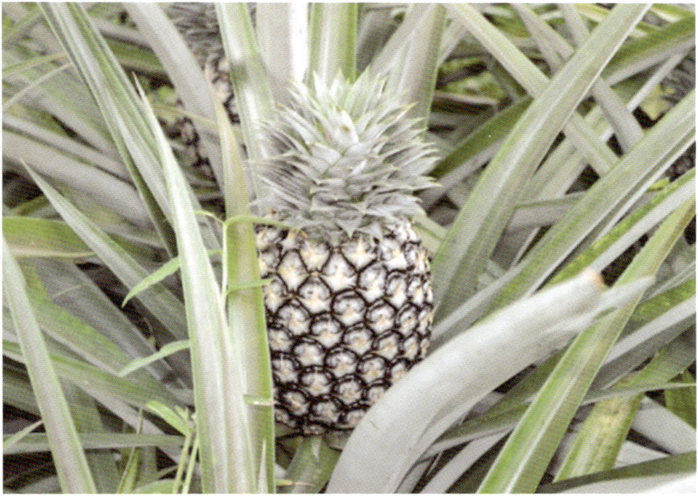

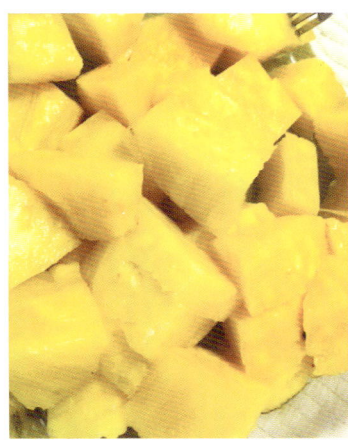

【재료】파인애플 1kg, 현미식초 1ℓ, 소독한 병, 모시 천, 고무줄

【만드는 법】1. 파인애플의 껍질을 벗긴 다음 잘게 썰어준다. 2. 손으로 짓이겨 병에 차곡차곡 담고 현미식초를 붓는다. 3. 주둥이를 모시 천으로 덮고 고무줄로 묶는다. 4. 서늘한 곳에서 1개월 동안 숙성시킨 후, 모시 천으로 받쳐 건더기를 제거한다. 5. 밀봉해 4~5개월 동안 2차 숙성시킨다. 6. 80℃에서 5분 정도 가열해 살균시킨다.

망고식초

망고의 효능

망고mangoes라는 과일이 암 예방 효과가 있다는 연구 결과가 플로리다대학University of Florida 연구진에 의해 보고되었다.

플로리다대학의 영양학 및 면역 전문가인 수잔 퍼시벌Susan Percival 교수는 연구보고서에서 암에 대한 저항력을 키우려면 식료품점에서 사과나 바나나 한 다발을 사는 것보다 망고 몇 개를 사는 편이 낫다고 했다.

망고는 다른 어떤 과일이나 야채에 비해 독특한 몇 가지 항산화제antioxidants를 많이 함유하고 있다고 한다. 항산화제는 세포손상을 예방하는 작용이 있기 때문에 암 형성을 억제하는 효능을 나타낸다.

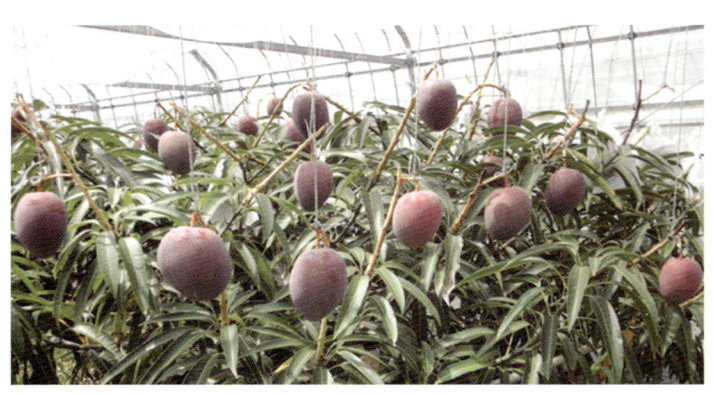

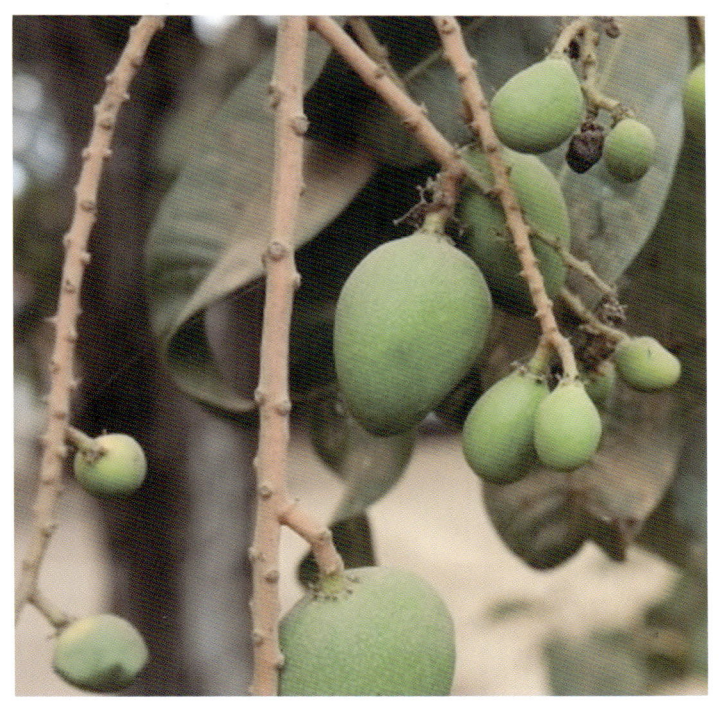

【재료】 망고 1kg, 현미식초 100㎖, 유리병, 삼베, 고무줄
【만드는 법】 1. 망고의 껍질을 벗겨 잘게 썬 후, 과즙이 될 때까지 으깬다.
2. 냄비에 담아 70℃에서 3분간 가열해 살균한 후, 식힌 다음 현미식초와 함께 병에 담는다. 3. 주둥이를 삼베로 덮고 고무줄로 묶는다. 4. 서늘하고 통풍이 잘되는 곳에서 3개월 동안 발효시킨다. 5. 삼베로 여과시켜 건더기를 걸러낸 다음 3개월 동안 2차 숙성시킨다.

무화과 식초

무화과의 효능

『동의보감』에 '무화과는 맛은 달고 성질은 평하며 독이 없다'고 나와 있다. 식욕을 돋우고 장염, 이질, 설사를 멎게 하며 치질, 변비에 유효하며 인후염, 종기, 악창에 효과가 있다. 또한 무화과는 혈압을 내리는 강압작용 및 항암 효과가 있는 것으로 알려져 있다.

무화과의 약성 중에 으뜸은 항산화효과이며, 노화, 성인병의 주범인 유해산소를 없애준다. 효과를 극대화하려면 통째로 먹는 게 좋으며, 자줏빛이 나는 껍질은 얇아서 먹을 만하다.

무화과는 혈중 콜레스테롤 수치를 낮추고 혈관 건강에 해로운 LDL콜레스테롤 수치를 떨어뜨리며, 혈압을 조절하고, 혈관벽에 쌓인 유해산소를 제거한다.

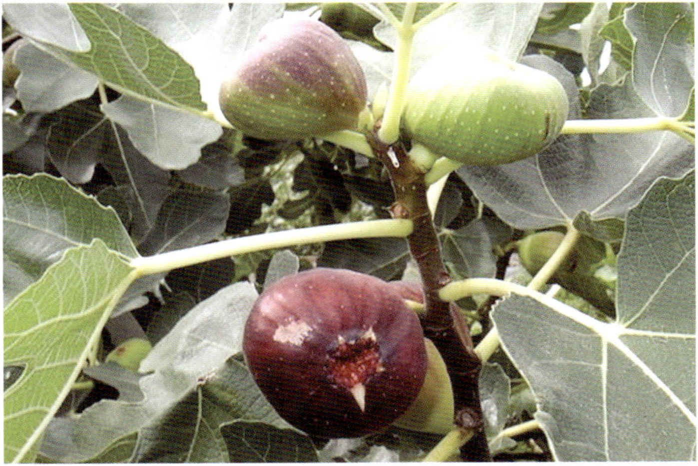

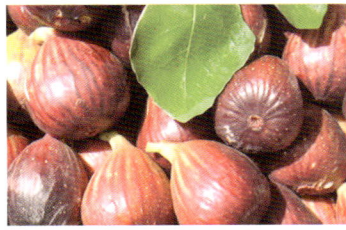
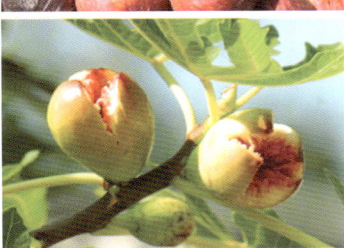

[재료] 무화과 1kg, 드라이이스트 2kg, 끓여서 식힌 물

[만드는 법] 1. 무화과를 가볍게 물에 씻어 잘 으깬다. 2. 무화과 1kg에 끓여서 식힌 물을 1컵 가하고 죽 모양의 무화과 과즙을 만든다. 3. 드라이이스트를 가하고 잘 섞어 용기에 담는다. 4. 종이나 거즈를 덮고 직사광선이 닿지 않는 곳에 둔다. 5. 약 3개월이면 무화과 식초가 만들어지는데, 2개월 정도 더 숙성시키면 더 좋은 식초가 만들어 진다.

오디식초

오디의 효능

뽕나무의 열매인 오디는 예부터 몸에 좋은 열매로 알려져 있다. 오디에는 노화억제 항산화 색소인 C3G는 물론 고혈압 억제 물질인 루틴과 혈당 저하물질인 DNJ 등 건강 기능 성분이 다량 함유되어 있고 혈당 저하 성분이 있어 당뇨환자에 적합하고 불포화지방산 함량이 높아 식품으로서의 활용가치가 높다.

오디에 함유된 항산화 색소C3G는 노화 억제 효과가 있는 토코페롤보다 7배나 강한 노화억제 효과를 보이며, 오디의 C3G 함량은 1.27%로 포도의 23배에 달한다. 뽕나무에 달리는 오디는 우리 몸속의 나쁜 물질을 쏙 빼주고, 풍부한 안토신아닌 성분이 뇌손상은 물론 활성산소를 제거하여 뇌노화를 제로로 만들어준다.

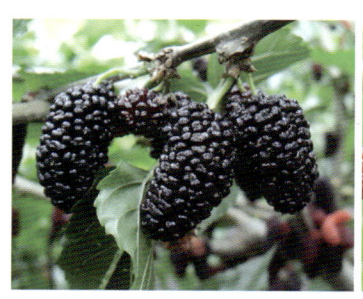 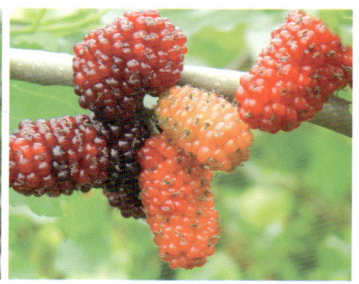

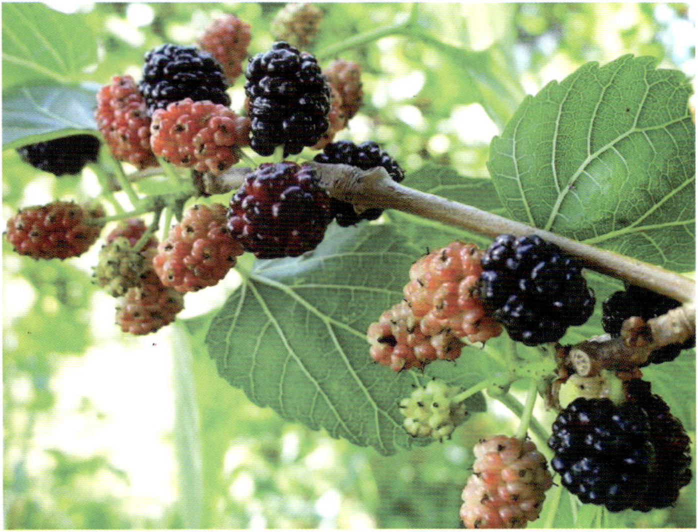

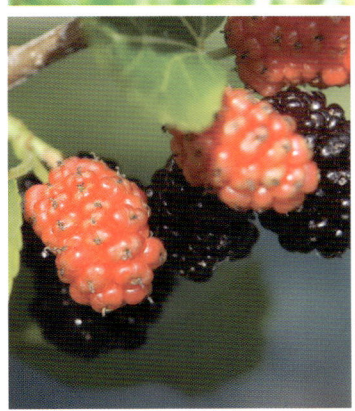

【재료】 오디 1kg, 드라이이스트 2kg, 끓여서 식힌 물

【만드는 법】 1. 오디를 물로 씻은 뒤 으깨서 과즙으로 만든다. 2. 으깬 과즙에 물을 가해 걸쭉한 죽 모양으로 만든다. 3. 드라이이스트를 혼합해서 용기에 담는다. 4. 종이나 거즈를 덮고 직사광선이 닿지 않은 곳에 보관한다. 5. 약 3개월이면 오디 식초가 되지만 2개월 더 숙성시켜서 사용한다.

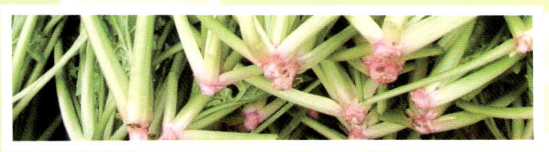

야채식초 만들기

상추식초

상추의 효능

비타민A가 풍부하고, 비타민 B_1, B_2, 철분, 칼슘 등 미네랄이 많이 들어 있으며, 리신, 티로신 등 필수 아미노산도 풍부하게 들어 있다. 오장의 기능을 좋게 하여 경맥을 통하게 하고 가슴에 맺힌 열을 제거하며 근육과 뼈를 보양하고 숙취를 해소하며 스트레스를 해소하고 모유를 늘리며 유방암을 예방하고 피를 맑게 하며 치아를 희게 한다.

빈혈, 골다공증, 피부노화 등을 예방하고, 여드름, 변비, 우울증, 신경성두통 등을 치료하기도 하지만 성질이 차기 때문에 태양인과 소양인에는 맞지 않다. 많이 먹으면 졸릴 수 있다. 상추와 꿀은 궁합이 맞지 않는다.

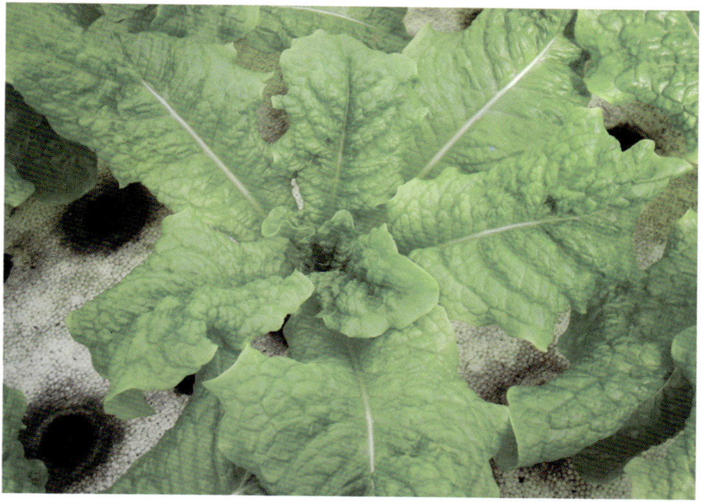

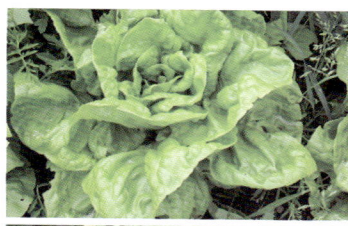
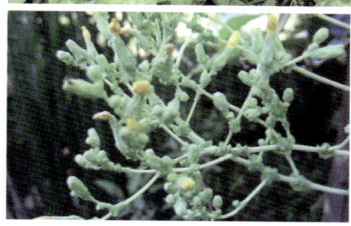

[재료] 상추효소 1 l, 막걸리 1병, 생수 2 l, 식초발효 병, 모시 천, 고무줄

[만드는 법] 1. 소독한 별도의 식초 발효 병에 막걸리 1병, 상추효소 1 l, 생수 2 l를을 붓고 골고루 섞는다. 2. 병의 주둥이를 모시 천으로 덮고 고무줄로 묶는다. 3. 여름에는 3개월, 나머지 계절은 6개월 이상 발효시키면 식초가 된다. 4. 모시 천으로 걸러낸 다음 1년 이상 숙성시키면 천연식초가 된다.

배추식초

배추의 효능

배추는 무엇보다 감기를 물리치는 특효약으로 꼽힌다. 배추를 약간 말려서 뜨거운 물을 붓고 사흘쯤 두면 식초 맛이 나는데 이것을 제수라고 한다. 제수는 가래를 없애주는 약효가 뛰어나 감기로 인한 기침과 가래 증상을 해소하는 데 아주 좋다는 것이다. 중국에서도 몸을 따뜻하게 해주는 채소로 알려져 배추 고갱이로 끓인 수프를 감기예방약으로 이용한다.

배추가 감기에 효과적인 이유는 배추에 풍부하게 함유되어 있는 비타민C 덕분이다. 배추 속에 농축되어 있는 비타민C는 열을 가하거나 소금에 절여도 잘 파괴되지 않는 특징이 있다.

이밖에도 배추에는 체내에서 비타민A로 작용하는 카로틴을 비롯해 칼슘, 식이섬유, 철분, 칼슘 등이 들어 있다. 배춧국을 끓였을 때 구수한 향미를 내주는 것은 시스틴이라는 아미노산 성분 때문이다.

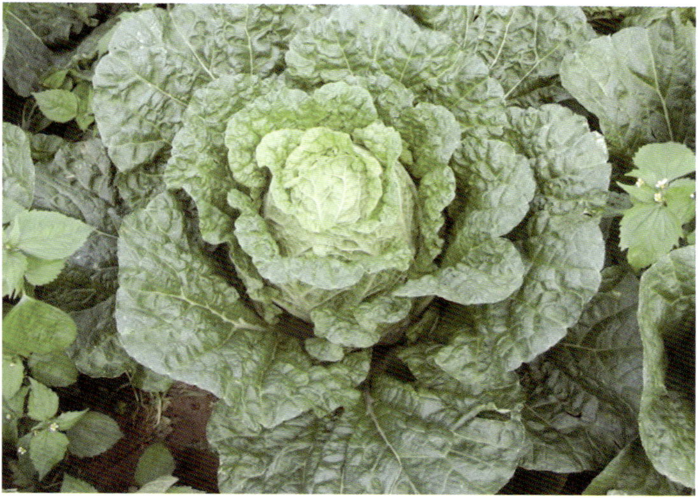

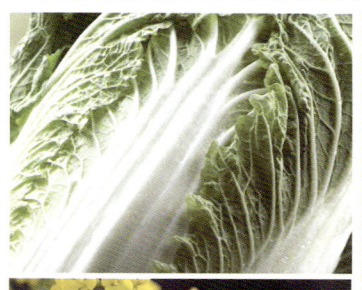

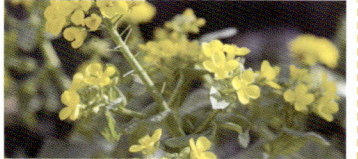

【재료】 배추효소 1 l, 막걸리 1병, 생수 2 l, 식초발효 병, 모시 천, 고무줄

【만드는 법】 1. 병에 막걸리 1병, 배추효소 1 l, 생수 2 l 를 붓고 골고루 섞는다. 2. 병의 주둥이를 모시 천으로 덮고 고무줄로 묶는다. 3. 여름에는 3개월, 나머지 계절은 6개월 이상 발효시키면 식초가 된다. 4. 모시 천으로 걸러낸 다음 1년 이상 숙성시키면 천연식초가 된다.

시금치식초

시금치의 효능

여러 가지 실험 결과 시금치가 암 예방에 효과가 있는 것으로 밝혀졌는데 이는 시금치에 들어 있는 베타카로틴에 의한 것이다. 특히 시금치는 흡연자에게서 많이 발생되는 폐암의 발생률을 낮춰주는 효능이 증명되었다.

1969년에 일본의 과학자들은 동물실험에서 시금치가 혈중콜레스테롤치를 낮추는 것을 발견하였다. 즉 시금치는 콜레스테롤이 코프로스타놀 coprostanol로 바뀌는 것을 촉진시켜 이를 쉽게 체외로 배출시키므로 자연히 콜레스테롤이 감소된다고 하였다.

시금치는 인체에 유독한 요산을 분리, 배설시키므로 류머티즘이나 통풍 치료에도 효과적이다. 헤모글로빈의 성분이 되는 철이 많고 철의 흡수를 돕는 비타민C도 풍부하므로 빈혈 예방에 안성맞춤이다. 비타민 A와 C가 둘 다 많기 때문에 감기 예방, 거친 피부, 기관지염 등에도 효과가 있다. 그 밖에 비타민 B_1, B_2, 칼슘 등 부족하기 쉬운 영양소를 함유하기 때문에 허약체질이나 쉬 피로해지는 사람의 체질개선에 이상적이다.

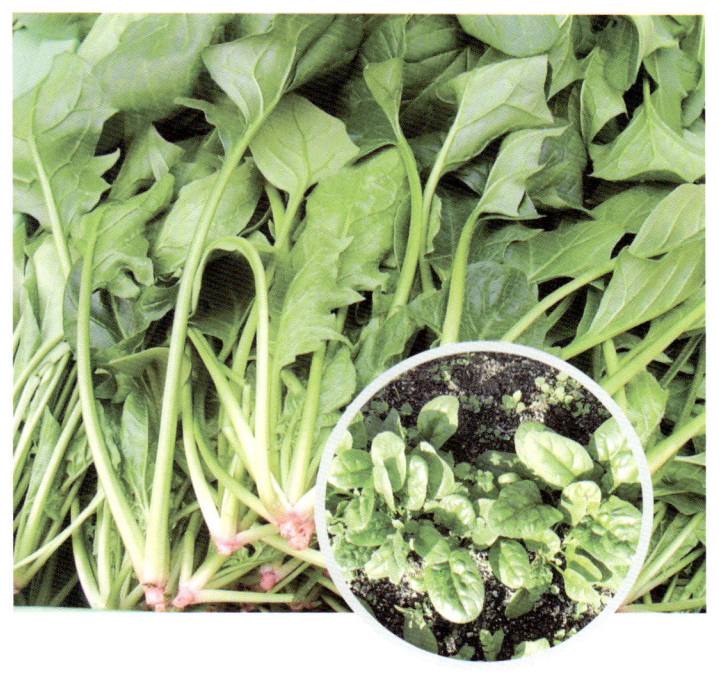

[재료] 시금치효소 1ℓ, 막걸리 1병, 생수 2ℓ, 식초발효 병, 모시 천, 고무줄

[만드는 법] 1. 병에 막걸리 1병, 시금치효소 1ℓ, 생수 2ℓ를 붓고 골고루 섞는다. 2. 병의 주둥이를 모시 천으로 덮고 고무줄로 묶는다. 3. 여름에는 3개월, 나머지 계절은 6개월 이상 발효시키면 식초가 된다. 4. 모시 천으로 걸러낸 다음 1년 이상 숙성시키면 천연식초가 된다.

갓식초

갓의 효능

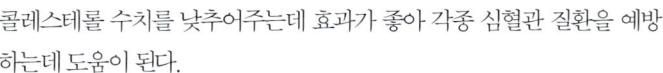

갓에는 엽산이 풍부하게 들어 있는데, 이 엽산성분이 단백질과 핵산의 합성에 작용하여 아이들의 발육을 촉진시켜주는 작용을 하고 갓을 꾸준히 챙겨 먹으면 성인병을 예방하는데 많은 도움이 된다.

갓에는 무기질은 물론, 비타민 성분 역시 풍부하게 함유하고 있어 콜레스테롤 수치를 낮추어주는데 효과가 좋아 각종 심혈관 질환을 예방하는데 도움이 된다.

갓에는 비타민 A, C가 풍부하게 함유되어 있어 면역력 강화에 많은 도움이 되어 건강을 지킨다.

갓에는 항산화물질인 '카로티노이드' 성분은 물론 페놀, 엽록소 성분이 풍부하게 함유되어 있어 활성산소를 제거해 노화를 방지하는데 많은 도움이 된다.

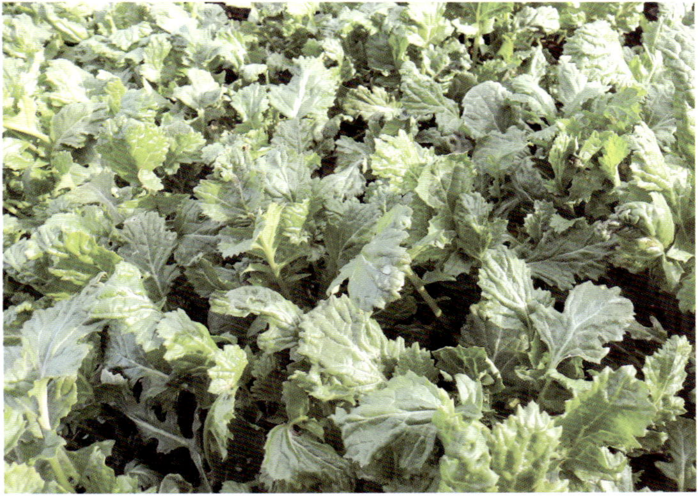

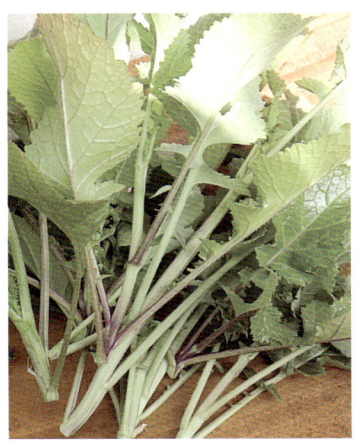

[재료] 갓효소 1*l*, 막걸리 1병, 생수 2*l*, 식초발효 병, 모시 천, 고무줄

[만드는 법] 1. 병에 막걸리 1병, 갓효소 1*l*, 생수 2*l*를 붓고 골고루 섞는다. 2. 병의 주둥이를 모시 천으로 덮고 고무줄로 묶는다. 3. 여름에는 3개월, 나머지 계절은 6개월 이상 발효시키면 식초가 된다. 4. 모시 천으로 걸러낸 다음 1년 이상 숙성시키면 천연식초가 된다.

미나리식초

미나리의 효능

미나리의 독특한 향과 맛을 내는 정유 성분은 입맛을 돋우어줄 뿐 아니라, 정신을 맑게 하고 혈액을 정화하는 힘을 지니고 있다.

해독작용도 뛰어나 체내의 각종 독소들을 해독하는 데 특효약이라고 한다. 그래서 잦은 술자리의 해독에는 미나리 생즙이나 미나리를 넣은 해장국을 먹는 것이 좋다. 미나리는 간장 질환이나 생즙요법에 필수적인 식품이다. 황달이나 복수가 차는 증상, 기타 급·만성 간염 및 간경변증에 많이 쓰인다.

미나리의 가장 주목할 만한 효능은 혈압을 낮춰주는 기능을 한다는 점이다. 이 때문에 고혈압환자에게는 더없이 좋은 식품이며, 신경쇠약증이나 스트레스 해소에도 도움이 된다.

지혈효과도 있어 여성들의 하혈에도 좋고, 담담한 맛이 신에 작용해 소변을 쉽게 보게 한다. 그 밖에도 빈혈과 변비를 예방·치료 하고, 뇌졸중의 후유증 등에도 효과가 있는 것으로 알려져 있다.

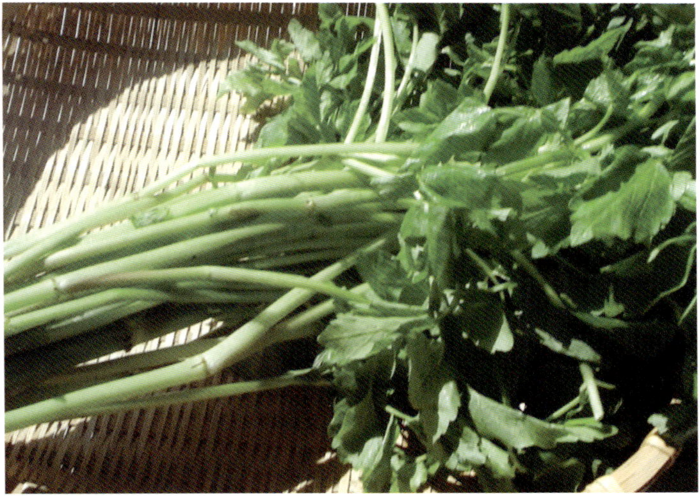

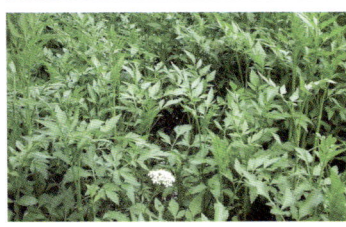

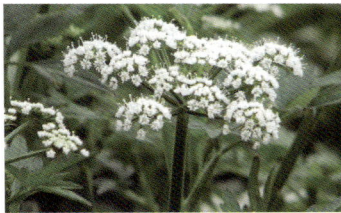

[재료] 미나리효소 1*l*, 막걸리 1병, 생수 2*l*, 식초발효 병, 모시천, 고무줄

[만드는 법] 1. 병에 막걸리 1병, 미나리효소 1*l*, 생수 2*l*를 붓고 골고루 섞는다. 2. 병의 주둥이를 모시 천으로 덮고 고무줄로 묶는다. 3. 여름에는 3개월, 나머지 계절은 6개월 이상 발효시키면 식초가 된다. 4. 모시 천으로 걸러낸 다음 1년 이상 숙성시키면 천연식초가 된다.

양상추식초

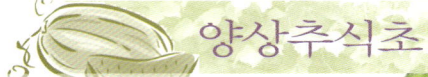

양상추의 효능

양상추는 철과 마그네슘을 다량으로 함유하고 있다. 철은 체내에서 가장 활성이 강한 원소이며 간장과 비장에 저장된다. 피가 부족하면 적혈구를 신속하게 만들어주기도 하고, 출혈 후 갑자기 철이 감소되었을 때 신체의 어디라도 철의 광물성 화합물을 보급할 수 있도록 특별한 목적을 갖고 간장에 저장되어 있다.

또한 섭취한 식품이, 살아 있는 유기형태로 철을 충분히 함유하고 있지 않을 경우에도 이를 보완하도록 되어 있다. 비장에 있는 철은 혈액이 적절한 기능을 하는 데 필요한 축전지 역할을 하고 있다.

양상추에 함유되어 있는 마그네슘은 근육조직, 뇌, 신경계조직을 활발하게 한다. 살아 있는 마그네슘 유기염은 특히 신경계와 폐조직의 세포를 만드는 데 큰 도움을 준다. 이 유기염은 또한 혈액의 유동성을 좋게 하며 신체의 대사작용에도 좋은 효과가 있다.

또한 양상추는 규소를 다량 함유하고 있는데, 이것은 유황, 인과 함께 피부, 속눈썹, 모발의 유지와 발육에 효과가 있다.

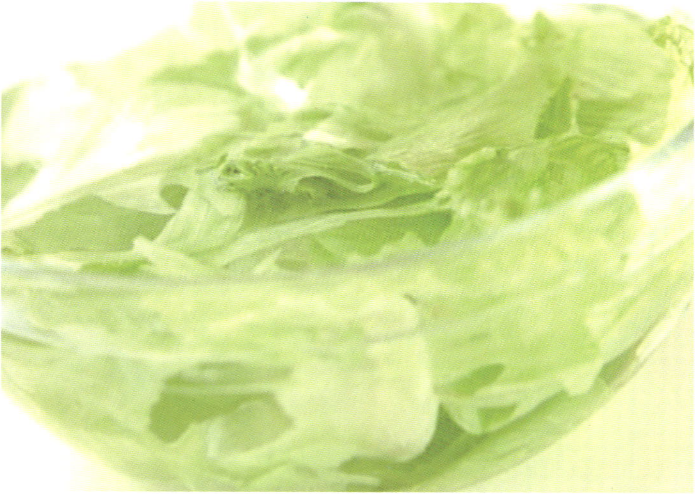

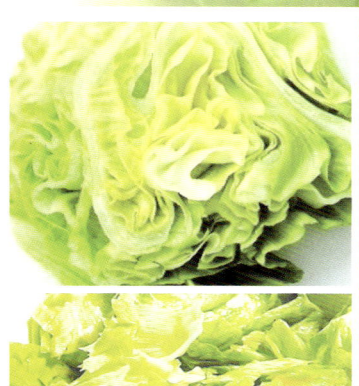

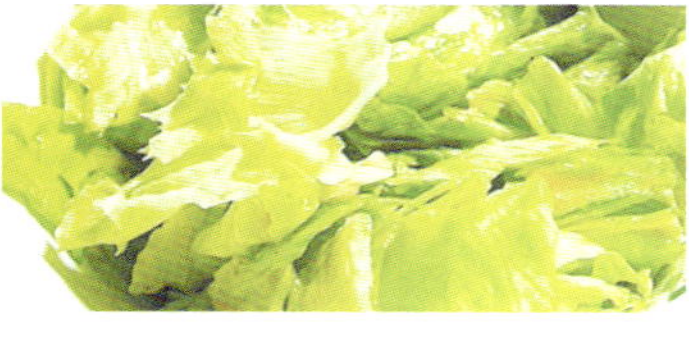

[재료] 양상추효소 1 l, 막걸리 1병, 생수 3 l, 식초발효 병, 모시천, 고무줄

[만드는 법] 1. 병에 막걸리 1병, 양상추효소 1 l, 생수 2 l를 붓고 골고루 섞는다. 2. 병의 주둥이를 모시 천으로 덮고 고무줄로 묶는다. 3. 여름에는 3개월, 나머지 계절은 6개월 이상 발효시키면 식초가 된다. 4. 모시 천으로 걸러낸 다음 1년 이상 숙성시키면 천연식초가 된다.

야채식초 만들기

머위식초

머위의 효능

머위의 첫 번째 효능으로는 골다공증예방과 변비개선을 뽑을 수 있다. 머위에는 칼슘은 기본이고 비타민A 부터 비타민 B_1, B_2 등 매우 다양한 영양소가 함유되어 있다. 칼슘은 뼈에 매우 좋아 골다공증의 치료와 예방에 상당한 도움이 되며 관절염의 치료에도 상당히 좋다. 그리고 섬유질도 매우 많이 함유되어 있어 소화가 잘 되지 않는 분들에게 아주 좋다.

두 번째 효능으로는 기관지와 폐의 건강을 유지하는데 탁월하다고 할 수 있다. 옛날부터 머위는 호흡기관에 상당히 좋은 것으로 알려져 왔고 치료에도 상당히 많이 사용해왔다.

머위는 우리 호흡기관에 흡수하게 되면 호흡기의 분비물 증가를 도와주고 기침을 멈추게 한다. 머위의 세 번째 효능으로는 소화가 제대로 되지 않아 음식을 먹으면 자주 배가 아프다거나 변비나 설사 증세에 아주 좋다고 할 수 있다. 이는 머위에 풍부하게 함유되어 있는 폴리페놀이라는 성분 때문인데 이 폴리페놀은 우리 몸의 소화기능을 증진시켜준다고 한다.

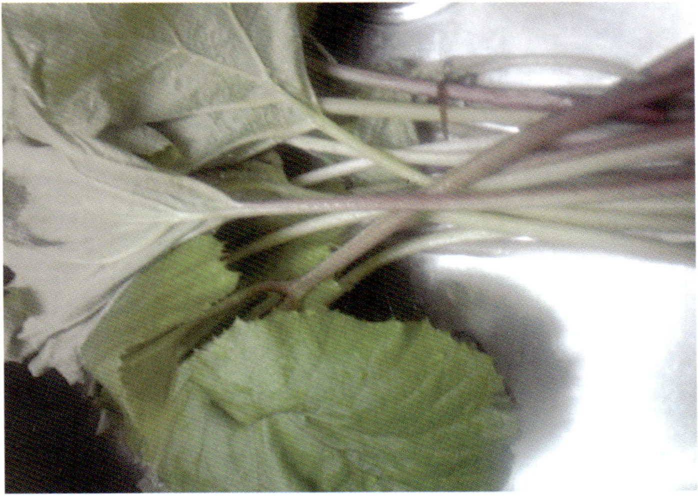

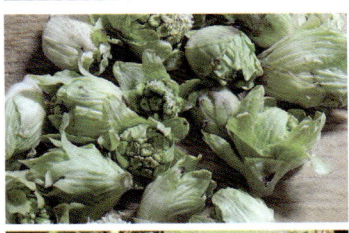

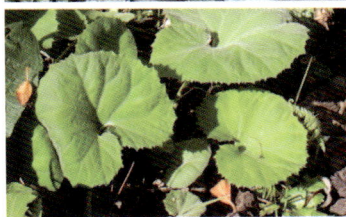

[재료] 머위효소 1ℓ, 막걸리 1병, 생수 2ℓ, 식초발효 병, 모시 천, 고무줄

[만드는 법] 1. 병에 막걸리 1병, 머위효소 1ℓ, 생수 2ℓ를 붓고 골고루 섞는다. 2. 병의 주둥이를 모시 천으로 덮고 고무줄로 묶는다. 3. 여름에는 3개월, 나머지 계절은 6개월 이상 발효시키면 식초가 된다. 4. 모시 천으로 걸러낸 다음 1년 이상 숙성시키면 천연식초가 된다.

쑥갓식초

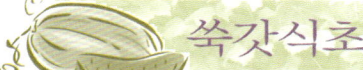

쑥갓의 효능

쑥갓은 잎이 싱싱하고 색이 진하며 광택이 있는 것이 좋다. 줄기가 너무 굵지 않고 줄기 아래쪽에도 잎이 붙어 있는 것이 좋다. 잎이 시들거나 갈색으로 변한 것, 줄기가 단단한 것은 피한다.

카로틴의 함량이 시금치보다 높다. 또 비타민 B_2, C, 칼슘, 철분 등도 풍부하며 아미노산의 일종인 리진도 많이 함유되어 있다. 쑥갓즙은 암을 예방하고 면역력을 강화해줄 뿐만 아니라 빈혈 개선에도 효과가 있다.

쑥갓의 독특한 향기는 벤즈알데히드 등의 정유성분 때문인데, 이들 성분은 위장의 소화·흡수를 촉진시키고, 가래를 제거한다.

쑥갓은 대표적으로 변비와 피부에 좋다. 쑥갓의 향이 자율신경을 자극하여 장의 움직임을 활발하게 해주며 비타민C가 풍부해 기미나 주근깨를 제거하는 피부미용에 좋은 효능을 보인다.

또한 쑥갓에는 비타민B와 철분이 풍부해 빈혈의 예방과 치료에 좋으며 칼륨 또한 풍부하게 함유하고 있어 뇌졸중, 고혈압 등 각종 성인병 예방에 도움을 준다.

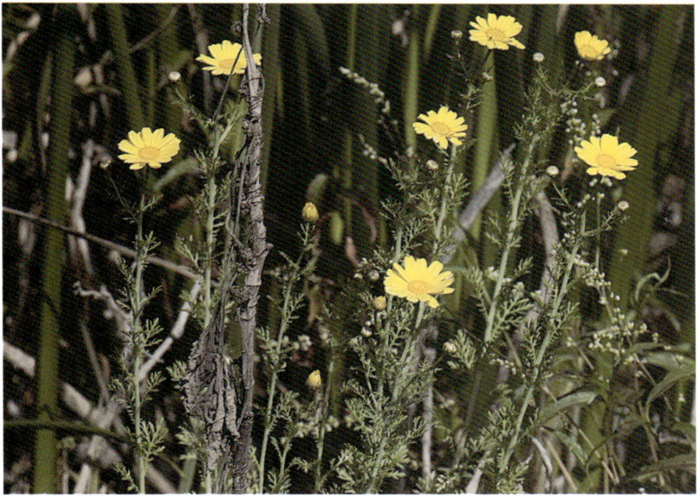

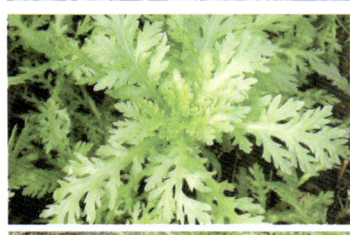
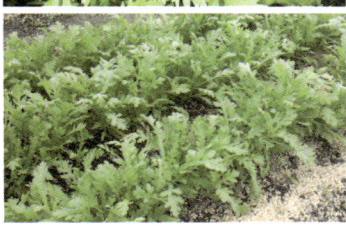

[재료] 쑥갓효소 1 l, 막걸리 1병, 생수 2 l, 식초발효 병, 모시 천, 고무줄

[만드는 법] 1. 병에 막걸리 1병, 쑥갓효소 1 l, 생수 2 l를 붓고 골고루 섞는다. 2. 병의 주둥이를 모시 천으로 덮고 고무줄로 묶는다. 3. 여름에는 3개월, 나머지 계절은 6개월 이상 발효시키면 식초가 된다. 4. 모시 천으로 걸러낸 다음 1년 이상 숙성시키면 천연 식초가 된다.

아욱식초

아욱의 효능

'가을 아욱국은 사립문을 닫고 먹는다' 는 속담이 있듯이 그만큼 가을 아욱은 유난히 맛도 좋고 영양가가 높다. 예전 중국에서 오채五彩의 으뜸이라 불렸을 정도로 단백질이나 무기질과 칼슘 등이 풍부해 영양가가 아주 높은 알칼리식품이다. 아욱은 성질이 차서 막힌 곳을 뚫어주는 작용을 하고 열로 인한 소변불통이나 변비에 좋아 숙변제거에 도움이 된다. 열로 인한 피부발진에도 좋고 숙취해소에도 도움이 된다. 성장기 어린이들에게 좋은 비타민A, 칼슘, 인, 단백질 성분도 많다. 산모의 모유수유에도 도움이 되고 그밖에도 피로회복과 강장제 역할도 한다.

아욱은 성질이 차갑고 매끄러워 대소변을 용이하게 볼 수 있도록 도움을 주는 효능이 있다. 특히 아욱의 씨는 동규자冬葵子라 하여 시중에서도 손쉽게 동규자차를 구할 수 있는데 이것을 꾸준히 복용하면 변비를 막고 오래된 숙변해결에도 효능이 있는 것으로 알려져 있다. 또한 아욱은 뼈를 튼튼하게 하여 골다공증 등의 예방에도 좋다.

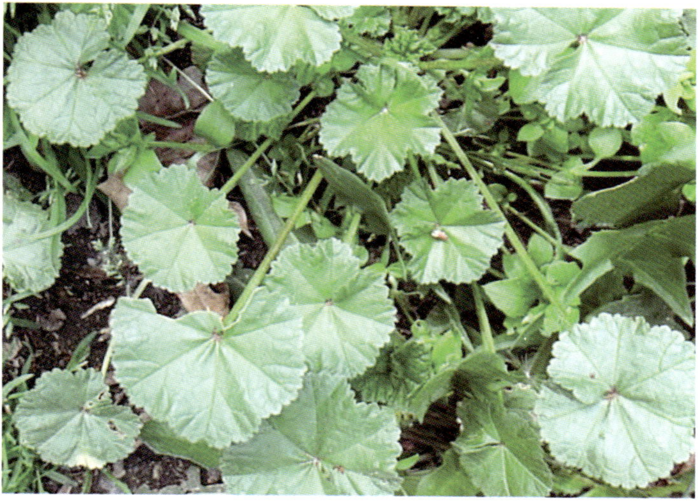

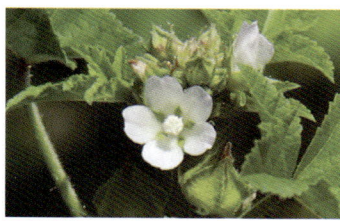
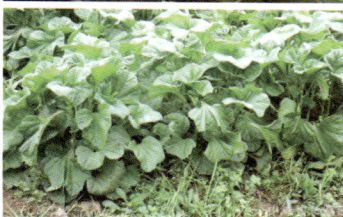

[재료] 아욱효소 1ℓ, 막걸리 1병, 생수 2ℓ, 식초발효 병, 모시 천, 고무줄

[만드는 법] 1. 병에 막걸리 1병, 아욱효소 1ℓ, 생수 2ℓ를 붓고 골고루 섞는다. 2. 병의 주둥이를 모시 천으로 덮고 고무줄로 묶는다. 3. 여름에는 3개월, 나머지 계절은 6개월 이상 발효시키면 식초가 된다. 4. 모시 천으로 걸러낸 다음 1년 이상 숙성시키면 천연식초가 된다.

무식초

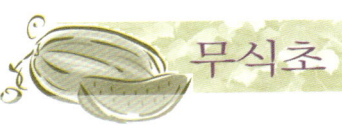

무의 효능

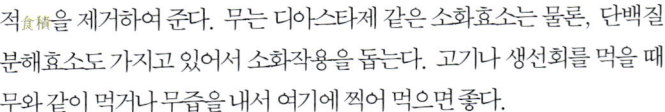

무는 즙을 내어 먹으면 지해止咳·지혈止血과 소독, 해열이 된다. 삶아서 먹으면 담증을 없애주고 식적食積을 제거하여 준다. 무는 디아스타제 같은 소화효소는 물론, 단백질 분해효소도 가지고 있어서 소화작용을 돕는다. 고기나 생선회를 먹을 때 무와 같이 먹거나 무즙을 내서 여기에 찍어 먹으면 좋다.

또한 무즙은 담을 삭여주는 거담작용을 해주기 때문에 감기에 걸렸을 때 엿을 넣고 즙을 내서 먹으면 좋고, 니코틴을 중화하는 해독작용이 있으므로 담배를 피우는 사람은 무를 자주 먹도록 하는 것이 좋다.

노폐물 제거작용, 소염작용, 이뇨작용이 있어서 혈압을 내려주며, 담석을 용해하는 효능이 있어 담석증을 예방해주기도 한다. 『본초강목』 등의 기록에는 무 생즙은 소화를 촉진시키고 독을 푸는 효과가 있으며 오장을 이롭게 하고 몸을 가볍게 하면서 살결이 고와진다고 했다.

또 무즙은 담을 제거하고 기침을 그치게 하는가 하면 각혈을 다스리고 속을 따뜻하게 하며 빈혈을 보한다고 했다. 생즙을 마시면 설사를 다스린다는 기록도 있다.

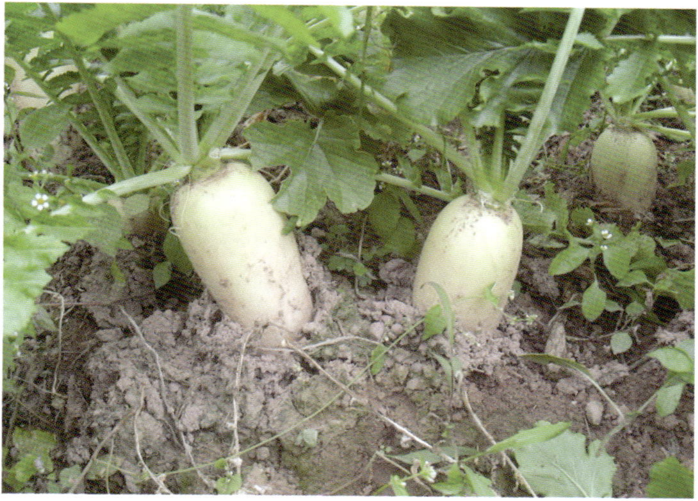

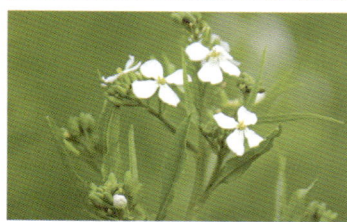

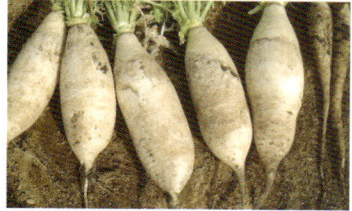

【재료】 무효소 1ℓ, 막걸리 1병, 생수 3ℓ, 식초발효 병, 모시 천, 고무줄

【만드는 법】 1. 병에 막걸리 1병, 무효소 1ℓ, 생수 2ℓ를 붓고 골고루 섞는다. 2. 병의 주둥이를 모시 천으로 덮고 고무줄로 묶는다. 3. 여름에는 3개월, 나머지 계절은 6개월 이상 발효시키면 식초가 된다. 4. 모시 천으로 걸러낸 다음 1년 이상 숙성시키면 천연식초가 된다.

당근식초

당근의 효능

당근은 당나라에서 처음 들어왔다고 해서 붙여진 이름이다. 색깔이 예뻐서 음식의 모양을 내기 위해 많이 쓰는데, 당근이 몸에 좋은 이유도 바로 이 색깔에 있다. 당근이 주홍빛을 띠는 것은 베타카로틴이라는 성분 때문으로, 색깔이 진할수록 베타카로틴이 많이 들어 있다. 다른 식품에도 베타카로틴이 들어 있긴 하지만 함유량이 당근을 따라오지 못한다.

베타카로틴은 우리 몸 안에 들어가 비타민A로 바뀌기 때문에 프로비타민A라고도 한다. 비타민A는 피부를 매끄럽게 하는 효과가 있어 부족하면 살결이 거칠어진다. 뿐만 아니라 피부의 저항력도 떨어져 여드름이 잘 생기고 쉽게 곪는다. 또한 베타카로틴은 발암물질과 독성물질을 무력화시키고, 유해산소가 세포를 손상시키는 것을 막는다.

예전에 일본에서는 당근을 인삼에 버금가는 약재로 여겼고, 고대 그리스와 로마에서도 당근의 해독작용에 대한 기록이 있을 정도다. 그밖에도 당근은 비타민과 미네랄 등이 균형 있게 들어 있는 알칼리성 식품이어서 고기 등 산성 식품과 함께 먹으면 산성을 중화시킨다. 또한 홍역, 빈혈, 저혈압, 야맹증 등에도 효과가 있다.

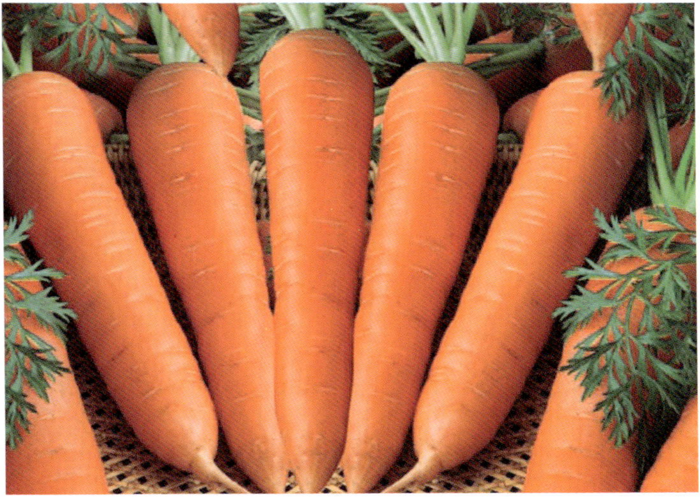

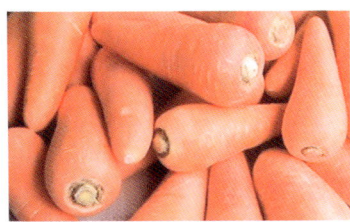

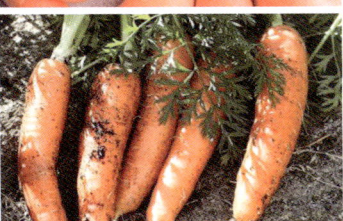

[재료] 당근효소 1ℓ, 막걸리 1병, 생수 2ℓ, 식초발효 병, 모시 천, 고무줄

[만드는 법] 1. 병에 막걸리 1병, 당근효소 1ℓ, 생수 2ℓ를 붓고 골고루 섞는다. 2. 병의 주둥이를 모시 천으로 덮고 고무줄로 묶는다. 3. 여름에는 3개월, 나머지 계절은 6개월 이상 발효시키면 식초가 된다. 4. 모시 천으로 걸러낸 다음 1년 이상 숙성시키면 천연식초가 된다.

우엉식초

우엉의 효능

우엉은 당질이 많은 알칼리성 식품이며 비타민류는 적으나 칼륨, 마그네슘, 아연, 구리와 같은 미네랄이 많이 함유되어 있다.

우엉은 근채류 중 가장 많은 식이섬유를 함유하고 있다. 장의 오염은 만병의 근원이며, 이런 장의 청소부 역할을 하는 것이 바로 식이섬유이다. 우엉을 강판에 갈면 식이섬유가 여러 배로 불어나므로 우엉즙이나 채로 쳐서 먹는 것이 보다 효율적이다.

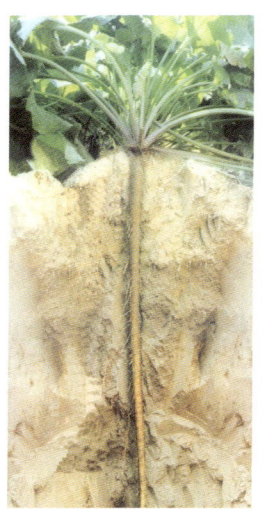

우엉에는 유아의 필수 아미노산인 아르기닌 성분이 들어 있다. 아르기닌은 성장호르몬의 분비를 촉진하고 강정효과가 있어 정신력과 체력을 강화한다.

철분도 많아서 조혈하는 능력도 있고, 빈혈 방지나 미용에도 좋다. 우엉 속의 당질은 녹말이 적은 대신 이눌린이라는 다당분이 절반 가까이 되어 우엉 특유의 씹는 맛을 내주는데, 간의 독소를 제거하여 피를 맑게 해주고 신장기능을 도와주므로 당뇨와 신장병으로 고생하는 경우에 유용하다.

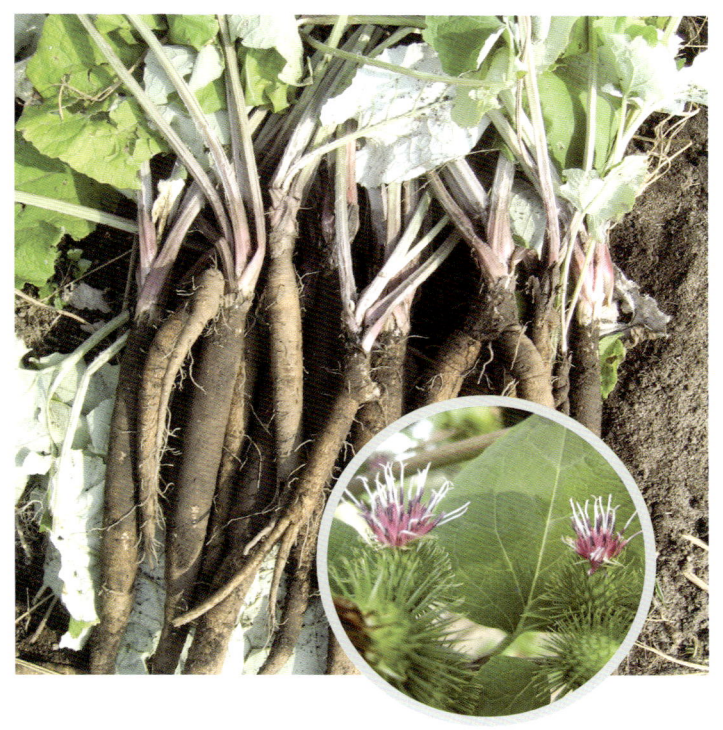

[재료] 우엉효소 1ℓ, 막걸리 1병, 생수 2ℓ, 식초발효 병, 모시 천, 고무줄

[만드는 법] 1. 병에 막걸리 1병, 우엉효소 1ℓ, 생수 2ℓ를 붓고 골고루 섞는다. 2. 병의 주둥이를 모시 천으로 덮고 고무줄로 묶는다. 3. 여름에는 3개월, 나머지 계절은 6개월 이상 발효시키면 식초가 된다. 4. 모시 천으로 걸러낸 다음 1년 이상 숙성시키면 천연식초가 된다.

도라지식초

도라지의 효능

도라지는 특히 호흡기질환의 치료약으로써 효능이 높고 감기는 물론 천식에도 탁월한 효능을 보이기 때문에 호흡기 질환에 노출되기 쉬운, 면역력이 약한 노약자, 어린이 잦은 스트레스로 인해서 면역력이 약한 분에게 아주 좋다. 코레스톨을 저하시키는 효능이 있기 때문에 혈관계질환에 좋은 식품이다. 혈관계질환의 대표적인 질환인 고혈압은 혈전이 혈관 내에 형성 되면서 혈전의 유해 코레스톨이 모이기 때문에 혈관을 막아 발생하게 되는, 도라지는 코레스톨을 녹이는 효능이 있기에 유해 코레스톨을 녹여서 혈관을 막는 것을 예방해주는 효과가 있다.

도라지는 혈당수치를 정상적으로 만들어주는 효능이 있다. 그래서 당뇨병 환자에게 좋은 식품이며 면역력을 강화시켜주는 효능이 있다. 도라지에는 사포닌, 비타민C, 철, 인 등이 함유되어 있는데 이 성분들은 면역력을 강화시켜주는 효능이 있다.

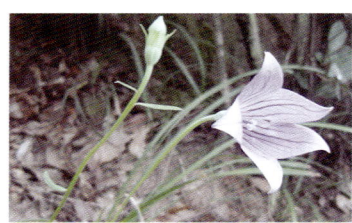
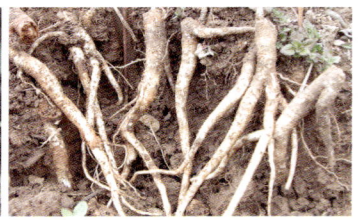

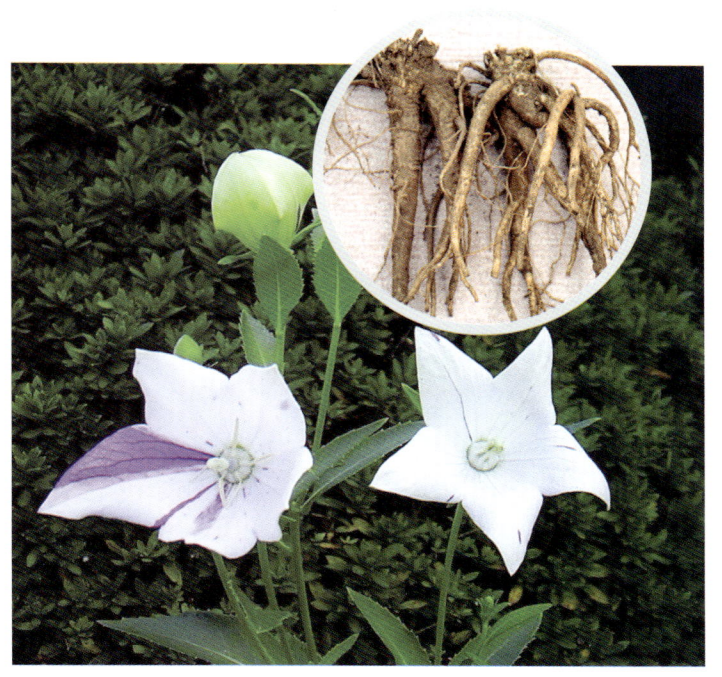

【재료】 도라지효소 1 l, 막걸리 1병, 생수 3 l, 식초발효 병, 모시 천, 고무줄

【만드는 법】 1. 병에 막걸리 1병, 도라지효소 1 l, 생수 2 l 를 붓고 골고루 섞는다. 2. 병의 주둥이를 모시 천으로 덮고 고무줄로 묶는다. 3. 여름에는 3개월, 나머지 계절은 6개월 이상 발효시키면 식초가 된다. 4. 모시 천으로 걸러낸 다음 1년 이상 숙성시키면 천연식초가 된다.

더덕식초

더덕의 효능

더덕은 예부터 산삼에 버금가는 뛰어난 약효가 있다하여 사삼(沙蔘)이라 불렸으며 인삼(人蔘), 현삼(玄蔘), 단삼(丹蔘), 고삼(苦蔘)과 함께 오삼(五蔘) 중의 하나로 친다. 더덕은 『신농본초경』, 『본초강목』, 『간역방』 등 고래(古來)의 한방 기서에서 뛰어난 약효를 인정받고 있으며, 민간요법에서도 다양한 약효를 자랑한다.

더덕의 효능에는 여러 가지가 있지만 특히 사포닌, 인우린 등의 성분으로 인해 비위계통과 폐, 신장 등을 보호하고, 강장, 건위, 해열, 해독 작용이 뛰어나다. 또 신체기능에 있어 필수지방인 리놀레익산, 칼슘, 인, 철분 등을 많이 함유하고 있어 뼈와 혈액을 건강하게 유지하는 데 특효가 있다.

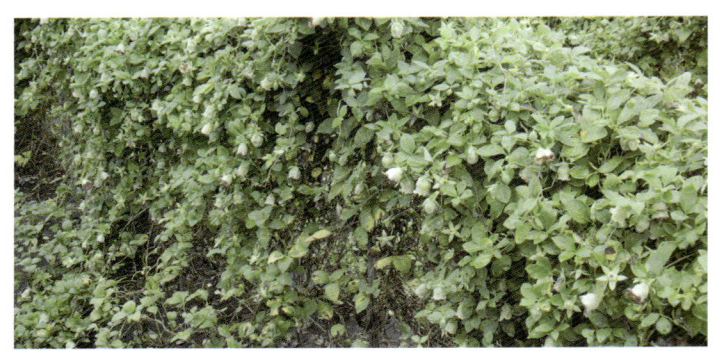

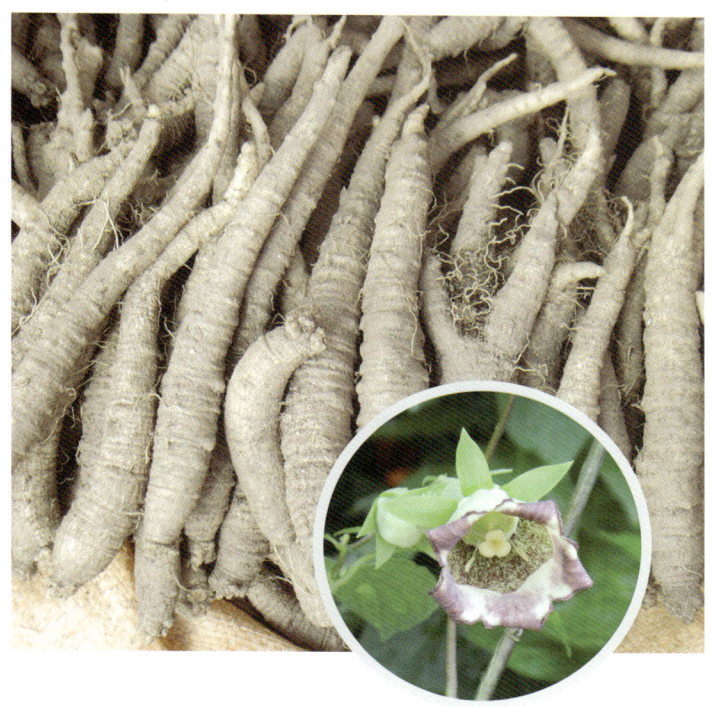

[재료] 더덕효소 1 l, 막걸리 1병, 생수 2 l, 식초발효 병, 모시 천, 고무줄
[만드는 법] 1. 병에 막걸리 1병, 더덕효소 1 l, 생수 2 l를 붓고 골고루 섞는다. 2. 병의 주둥이를 모시 천으로 덮고 고무줄로 묶는다. 3. 여름에는 3개월, 나머지 계절은 6개월 이상 발효시키면 식초가 된다. 4. 모시 천으로 걸러낸 다음 1년 이상 숙성시키면 천연식초가 된다.

연근식초

연근의 효능

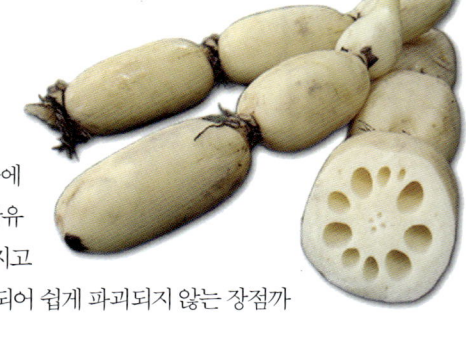

뿌리채소로는 드물게 연근에는 비타민C가 풍부하여 100g 중에 레몬 한 개 정도의 함유량인 55㎎정도를 가지고 있으며, 녹말로 보호되어 쉽게 파괴되지 않는 장점까지 가졌다.

혈압이 높은 사람에게 좋은 칼륨 함량도 높은 연근을 가르면 가는 실과 같은 끈끈한 것이 보이는데, 이것이 뮤신mucin이란 물질로 당질과 결합된 복합단백질로 뮤신은 콜레스테롤 저하작용과 위벽보호, 해독작용도 있다. 또 연근을 잘랐을 때 검게 변하는 것은 타닌성분과 철분 때문인데 타닌에는 강력한 수렴작용과 지혈효과가 있어 치질이나 궤양, 코피, 출혈 등을 억제하는 효능이 있다.

그리고 연자蓮子는 콩팥기능 보강, 불면증, 정력증강에 좋고, 연잎은 설사, 두통, 어지럼증, 코피, 야뇨증, 산후어혈치료에 좋다.

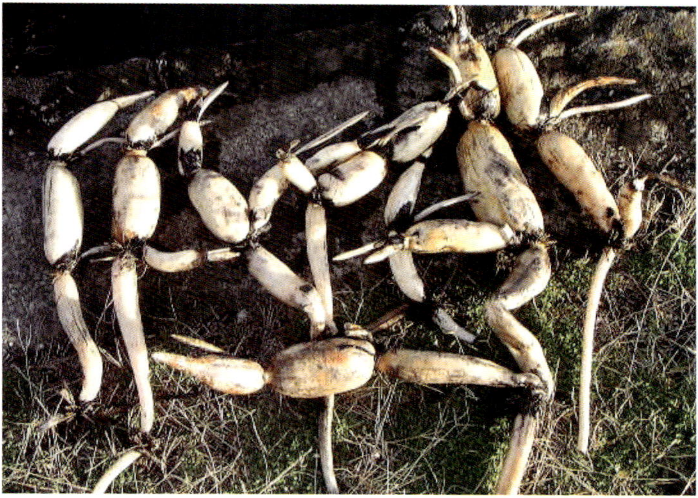

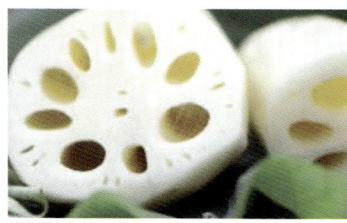
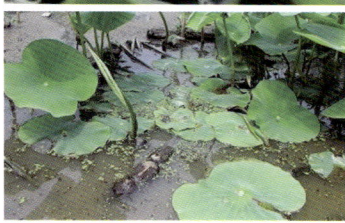

[재료] 연근효소 1 l, 막걸리 1병, 생수 2 l, 식초발효 병, 모시 천, 고무줄

[만드는 법] 1. 병에 막걸리 1병, 연근효소 1 l, 생수 2 l를 붓고 골고루 섞는다. 2. 병의 주둥이를 모시 천으로 덮고 고무줄로 묶는다. 3. 여름에는 3개월, 나머지 계절은 6개월 이상 발효시키면 식초가 된다. 4. 모시 천으로 걸러낸 다음 1년 이상 숙성시키면 천연식초가 된다.

양파식초

양파의 효능

양파는 혈액 속의 불필요한 지방과 콜레스테롤을 녹여주므로 동맥경화와 고지혈증을 예방하고 고혈압 예방과 치료에 탁월하다.

또한 혈당을 저하시키는 작용과 인슐린의 분비를 촉진시켜 당뇨병 예방 및 치료에 좋다.

변비통이나 피로회복에도 좋으며, 지방의 함량이 적고, 채소치고는 단백질이 많은 편이라 다이어트에 꽤 좋다.

칼슘과 철분의 함량이 많아 강장효과를 돋우는 역할을 하며, 혈액을 정화하기 때문에 피부미용에 좋고 잔주름을 예방한다.

이런 양파는 평소 우리가 먹는 양파의 흰 부분보다는 겉껍질에 좋은 성분이 많이 들었는데 그런 성분을 제대로 섭취하기 위해서는 양파를 먹기보다는 겉껍질까지 넣고 만든 양파즙을 마시는 것이 효과가 좋다.

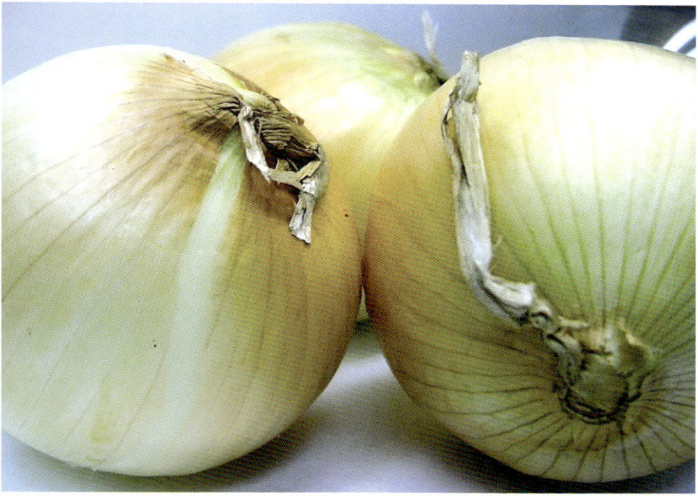

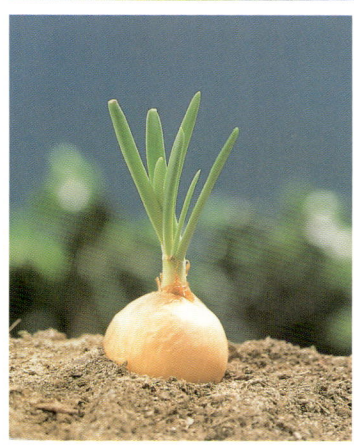

【재료】 양파효소 1 l , 막걸리 1병, 생수 2 l , 식초발효 병, 모시 천, 고무줄

【만드는 법】 1. 병에 막걸리 1병, 양파효소 1 l , 생수 2 l 를 붓고 골고루 섞는다. 2. 병의 주둥이를 모시 천으로 덮고 고무줄로 묶는다. 3. 여름에는 3개월, 나머지 계절은 6개월 이상 발효시키면 식초가 된다. 4. 모시 천으로 걸러낸 다음 1년 이상 숙성시키면 천연식초가 된다.

양배추식초

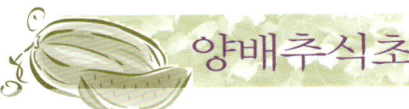

양배추의 효능

양배추는 풍부한 글루타민을 함유 제산작용과 근육세포의 재생에 좋다. 그리고 양배추의 심부분에 함유된 비타민U는 우리 몸 안에서 비타민B4를 생성한다.
지방을 에너지원으로 바꿔주는 비타민B4가 부족하게 되면 지방이 분해되지 않고 그대로 체내에 쌓이게 되는 것이다.
골다공증 예방과 성장기 어린이들의 뼈 생성에도 도움이 된다.
양배추의 풍부한 칼슘은 인과 나트륨을 조절하며 동물성 단백질, 가공식품에 많이 함유된 인이나 나트륨의 섭취가 많게 되면 뼈에 함유된 칼슘이 빠져나와 뼈를 약하게 만들고 골다공증을 촉진하게 된다.
양배추의 풍부한 칼슘은 인과 함께 나트륨을 체외로 배출한다. 또한 풍부한 라이신은 두뇌활동에 필요한 수험생, 공부하는 아이들에게도 좋다.

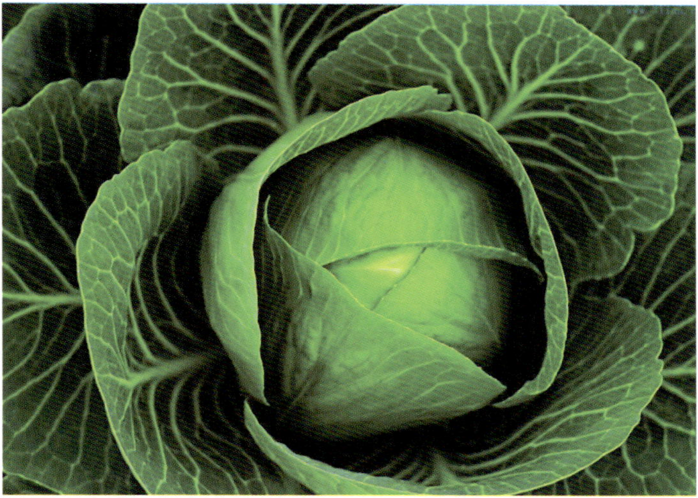

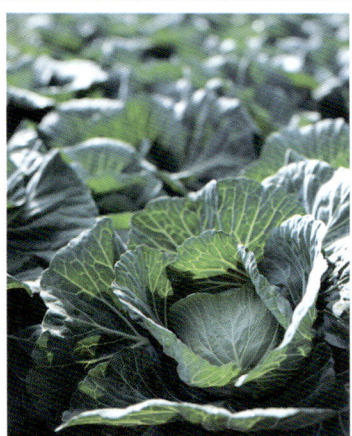

[재료] 양배추효소 1 l, 막걸리 1병, 생수 2 l, 식초발효 병, 모시천, 고무줄

[만드는 법] 1. 병에 막걸리 1병, 양배추효소 1 l, 생수 2 l 를 붓고 골고루 섞는다. 2. 병의 주둥이를 모시 천으로 덮고 고무줄로 묶는다. 3. 여름에는 3개월, 나머지 계절은 6개월 이상 발효시키면 식초가 된다. 4. 모시 천으로 걸러낸 다음 1년 이상 숙성시키면 천연식초가 된다.

죽순식초

죽순의 효능

죽순은 몸의 열을 내리게 하고 갈증을 가시게 하나 그 성질이 냉성이므로 몸이 찬 사람은 사용에 주의를 기울여야 한다.

죽순은 무기질, 섬유질을 많이 포함하고 있으며 아린 맛을 내는 수산을 함유하고 있어서 결석을 유발하기 쉬운 관계로 집안 내력에 결석 발병률이 높은 경우에는 많은 양을 섭취하는 게 좋지 않다. 골다공증이 있는 사람, 알레르기 체질이 있는 사람에게도 맞지 않다.

단백질, 비타민 B, C, 섬유소, 리그닌 등이 풍부하고 영양이 많다. 생리기능에 특히 좋다 장의 연동을 촉진시켜 변비의 해소, 이뇨작용으로 신장강화, 전신의 세포가 활동하여 생긴 노폐물이나 체내에 있는 불필요한 수분이 신속하게 배설됨으로 혈액은 점차 정화된다. 내장 기능이 강화된다.

여러 대나무 중에 가장 흔한 대나무인 조릿대 순은 항암, 당뇨, 고혈압, 동맥경화, 정신불안, 간염, 여드름, 습진, 알코올중독, 기침, 위염, 위궤양을 치료 예방한다.

【재료】 죽순효소 1 l, 막걸리 1병, 생수 2 l, 식초발효 병, 모시 천, 고무줄
【만드는 법】 1. 병에 막걸리 1병, 죽순효소 1 l, 생수 2 l 를 붓고 골고루 섞는다. 2. 병의 주둥이를 모시 천으로 덮고 고무줄로 묶는다. 3. 여름에는 3개월, 나머지 계절은 6개월 이상 발효시키면 식초가 된다. 4. 모시 천으로 걸러낸 다음 1년 이상 숙성시키면 천연식초가 된다.

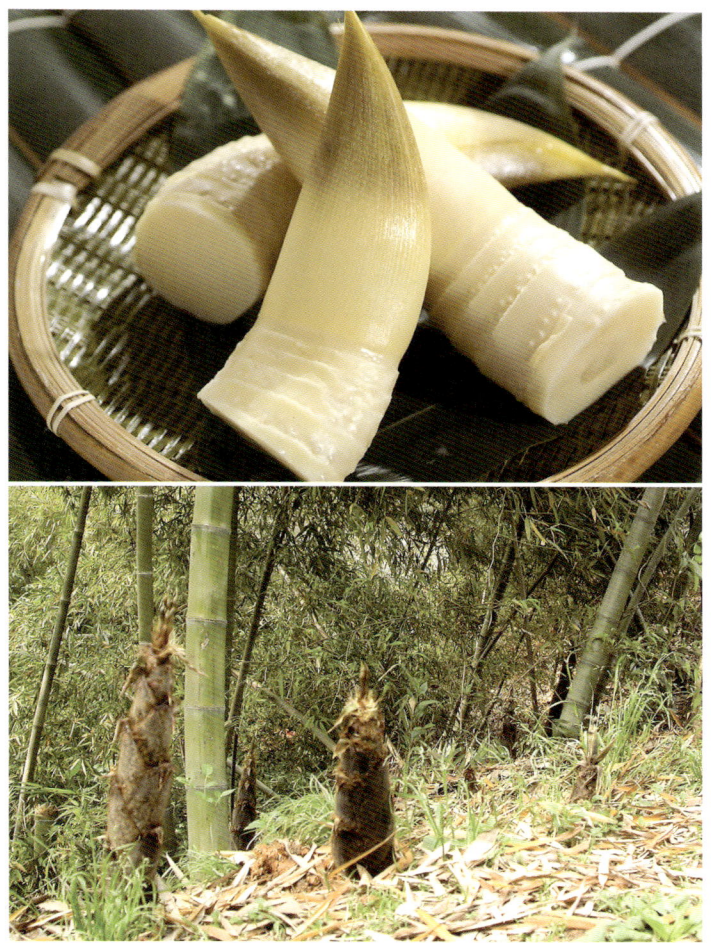

야채식초 만들기

아스파라거스 식초

아스파라거스의 효능

아스파라거스에는 단백질과 각종 비타민이 풍부하며 콩나물 뿌리에 들어 있다는 아스파라긴산Asparagine, 즉 아미노산이 주성분이며, 약리성분으로 루틴Rutin 성분이 많아 혈압강하제로 효과가 있으며, 『본초강목』과 『동의보감』에 아스파라거스Asparagus를 천문동으로 소개되었으며, 이뇨작용과 통풍에 특효가 있고 진정작용의 약제로 쓰인다고 기술되어 있다.

아스파라거스는 항산화작용에도 도움이 되고, 특히 활성산소 제거에 탁월한 효과를 보인다고 한다.

항산화작용 및 활성산소 제거는 곧 피부의 혈액순환 개선으로 이어지기 때문에 노화예방에도 좋고 혈압을 낮추는 장점이 있는데, 루틴 성분이 함유되어 혈관을 강화하고 칼륨이 나트륨 배출을 촉진시킨다고 한다.

특히 엽산이 혈관에 도움이 되기 때문에 혈압을 낮추는 역할을 하고 각종 비타민, 인, 칼슘 등이 골고루 포함되어 있기 때문에 만약 자신이 혈압이 걱정된다면 아스파라거스를 자주 섭취하는 것이 좋다.

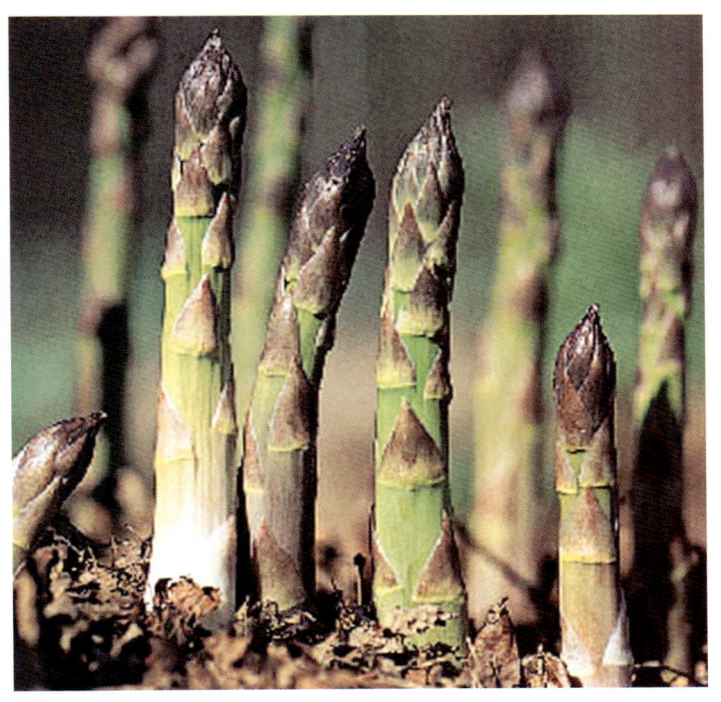

[재료] 아스파라거스효소 1 l, 막걸리 1병, 생수 2 l, 식초발효 병, 모시 천, 고무줄

[만드는 법] 1. 병에 막걸리 1병, 아스파라거스효소 1 l, 생수 2 l 를 붓고 골고루 섞는다. 2. 주둥이를 모시 천으로 덮고 고무줄로 묶는다. 3. 여름에는 3개월, 나머지 계절은 6개월 이상 발효시키면 식초가 된다. 4. 모시 천으로 걸러낸 다음 1년 이상 숙성시키면 천연식초가 된다.

피망식초

피망의 효능

피망은 기름성분과 궁합이 잘 맞아 튀기거나 볶아서 먹으면 거친 피부, 스트레스, 담배를 많이 피우는 사람에게 좋으며, 이때 비타민A 섭취도 고르게 할 수 있는 장점이 있다. 피망은 콜레스테롤 제거하는 효과로 동맥경화에 도움이 되고 풍부한 식이 섬유도 동맥경화에 효율적으로 작용한다. 피망이 완전히 익으면 색깔이 새빨갛게 변하는데, 피망을 익히면 베타카로틴의 함량이 익지 않은 피망의 100배나 된다.

이러한 피망은 신진대사를 촉진하고 피부를 윤택하게 하므로 주름살을 감소시키는 효능이 있다. 비타민 A, C가 풍부한데 비타민C는 레몬에 필적할 만하다. 그 외에도 비타민 B_1, B_2, D, P와 식물성 섬유, 철분, 칼슘도 풍부하다. 특히 비타민 A와 C가 세포의 작용을 활성화 하여 신진대사를 활발하게 하고 몸 안을 깨끗하게 해준다. 여름을 타는 증세를 막아주어 더위를 이기기에 더 없이 좋은 식품이다.

【재료】 피망효소 1 l, 막걸리 1병, 생수 2 l, 식초발효 병, 모시 천, 고무줄
만드는 법】 1. 병에 막걸리 1병, 피망효소 1 l, 생수 2 l를 붓고 골고루 섞는다. 2. 병의 주둥이를 모시 천으로 덮고 고무줄로 묶는다. 3. 여름에는 3개월, 나머지 계절은 6개월 이상 발효시키면 식초가 된다. 4. 모시 천으로 걸러낸 다음 1년 이상 숙성시키면 천연식초가 된다.

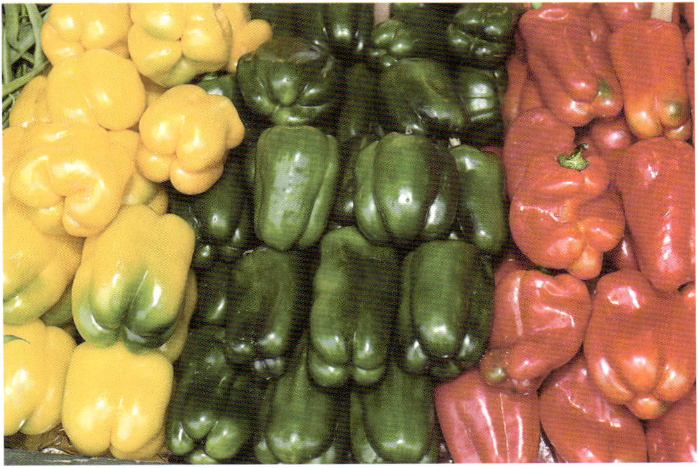

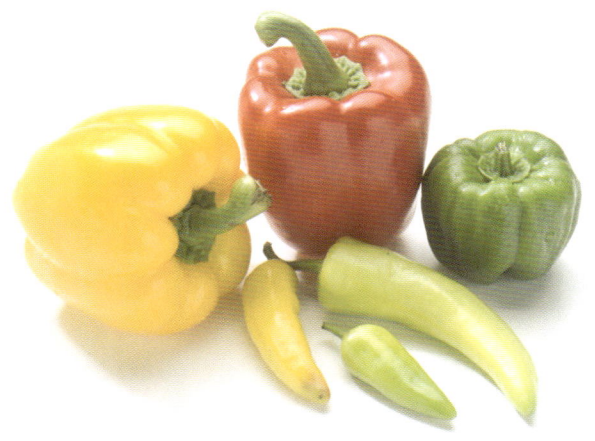

야채식초 만들기 | 127

감자식초

감자의 효능

감자에 많이 함유되어 있는 비타민C는 철과 결합하여 장에서의 흡수를 돕기 때문에 빈혈을 방지하는 효과가 매우 크다. 감자의 식이섬유에는 지방이나 당질의 흡수를 방해해 혈중의 콜레스테롤과 혈당을 낮추고 장내 세균 중 유익한 균을 증식시켜서 변비를 개선하는 등의 기능이 있어 그것만으로 성인병 예방에 도움이 된다.

최근 섬유성분이 콜레스테롤과 발암물질을 흡착, 배출하는 작용이 인정되어 의학계에서 주목을 받고 있다. 섬유성분은 바로 감자에 많이 함유되어 있다.

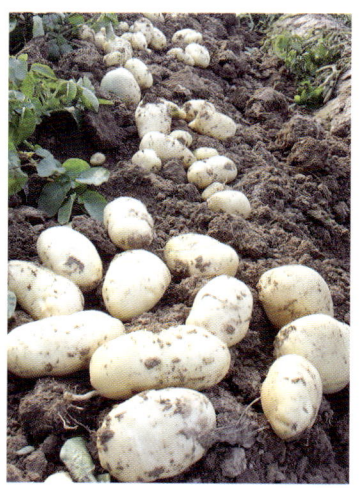

감자에 포함되어 있는 비타민은 노인 치매를 예방하는 효과가 있다.

감자에는 비타민C가 100g당 23mg이나 풍부하게 들어 있어 성인 1일 요구량 50mg을 충족시키기 위해서는 다른 채소의 보충 없이 감자 2개이면 가능하다.

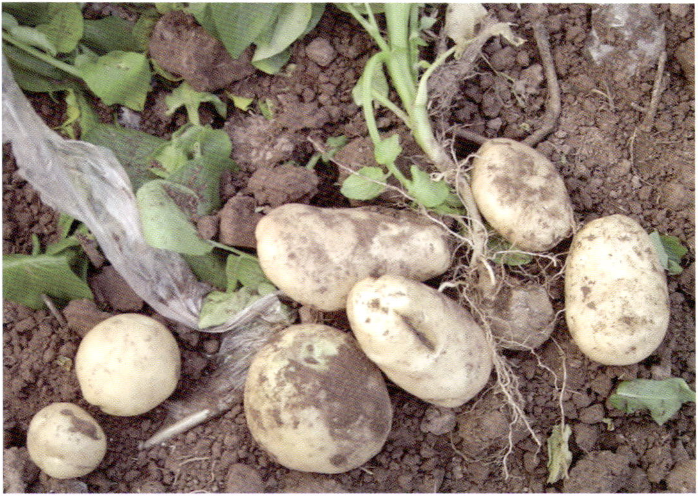

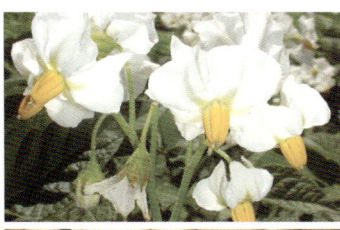
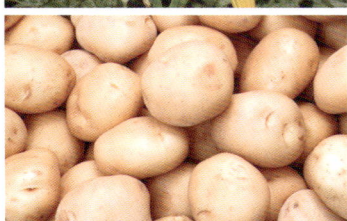

[재료] 감자효소 1ℓ, 막걸리 1병, 생수 2ℓ, 식초발효 병, 모시 천, 고무줄

[만드는 법] 1. 병에 막걸리 1병, 감자효소 1ℓ, 생수 2ℓ를 붓고 골고루 섞는다. 2. 병의 주둥이를 모시 천으로 덮고 고무줄로 묶는다. 3. 여름에는 3개월, 나머지 계절은 6개월 이상 발효시키면 식초가 된다. 4. 모시 천으로 걸러낸 다음 1년 이상 숙성시키면 천연식초가 된다.

고구마식초

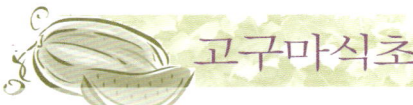

고구마의 효능

대표적인 알칼리성 식품으로 고구마에 함유된 비타민B₁은 당질의 분해를 도와 피로회복에 좋으며 눈에 좋은 영양소인 카로틴은 고구마를 꾸준히 먹으면 야맹증을 치료하고 시력도 회복할 수 있다. 그리고 노란 고구마는 항암효과도 뛰어나다.

고구마를 먹을 때 김치와 함께 먹으면 체하는 것을 막아주고 나트륨의 흡수를 낮추고 배출을 촉진시키는 역할을 해 김치와 궁합이 잘 맞는다.

섬유소의 대명사로 불리는 고구마는 변비, 비만, 지방간, 대장암 등을 예방하며 콜레스테롤 수치를 낮추고 인슐린 분비를 줄여 고혈압, 당뇨병 등의 성인병을 예방하는 데 탁월한 효과를 보인다.

고구마에 많은 칼륨성분은 몸속에 남아 있는 나트륨을 소변과 함께 배출시켜 고혈압 등의 성인병을 예방하고 뇌졸중을 막는 효과도 있다.

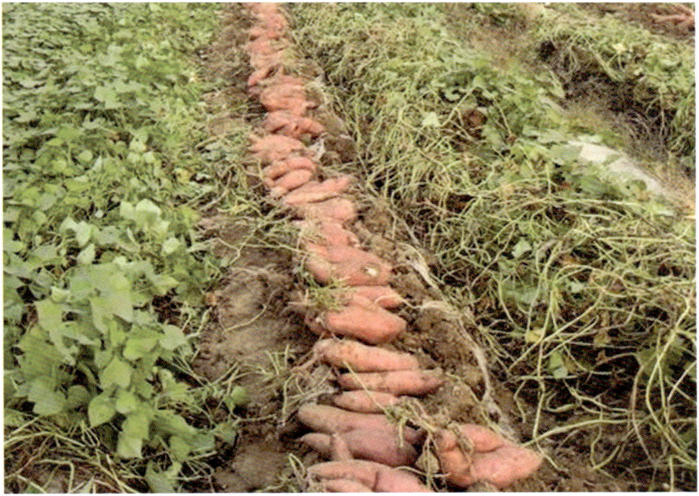

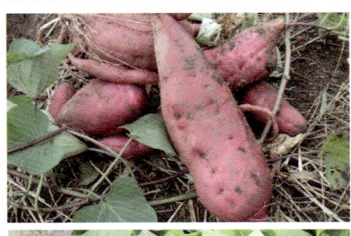
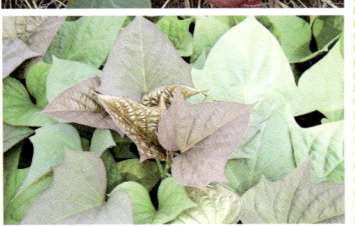

[재료] 고구마효소 1*l*, 막걸리 1병, 생수 2*l*, 식초발효 병, 모시천, 고무줄

[만드는 법] 1. 병에 막걸리 1병, 고구마효소 1*l*, 생수 2*l*를 붓고 골고루 섞는다. 2. 병의 주둥이를 모시 천으로 덮고 고무줄로 묶는다. 3. 여름에는 3개월, 나머지 계절은 6개월 이상 발효시키면 식초가 된다. 4. 모시 천으로 걸러낸 다음 1년 이상 숙성시키면 천연식초가 된다.

대파식초

대파의 효능

몸을 따뜻하게 해, 열을 내리고 기침이나 담을 없애준다고 해서 감기의 특효 채소로 알려져 있기도 하다. 하얀 부분은 총백이라 하는데, 한방에서는 담 제거와 발한, 이뇨작용을 위해 그리고 구충약으로 이용한다. 파 달인 물은 류머티즘, 동상에 좋으며 신경안정과 피로회복 효과도 있다. 이러한 효능을 가지는 파의 알리신이라는 성분은 휘발성이므로 물에 담그거나 오래 가열하면 그 효과가 없어진다.

파는 끓여 먹는 요나 국에 없어서는 안 될 재료지만 먹기 직전에 살짝 열을 가하는 정도로 불 조절을 하는 것이 좋다. 이렇게 해야 향기도 남고 알리신도 소실되지 않는다. 비타민과 칼슘, 철분 등이 풍부하여 위의 기능을 돕고 감기 악화를 막는 효과를 내며, 우리나라의 거의 모든 음식에 사용되고 있다. 특히 파가 생선에 기생하는 독을 해독시키며, 생선이나 고기의 비린내를 중화시켜주는 해독작용을 하고 있어 생선과 함께 요리하는 경우가 많다. 비타민B1과 알리신의 결합을 도와 맛을 돋워주는 것 외에도 고기를 연하게 해주는 작용을 한다.

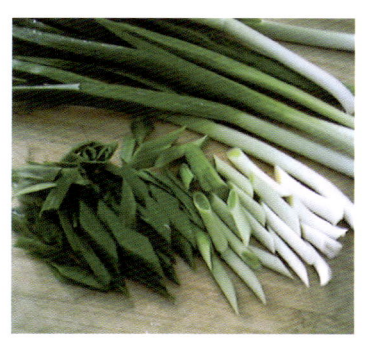

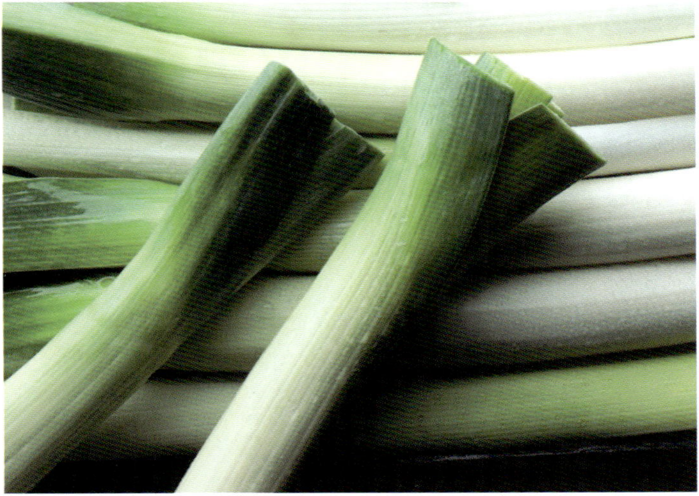

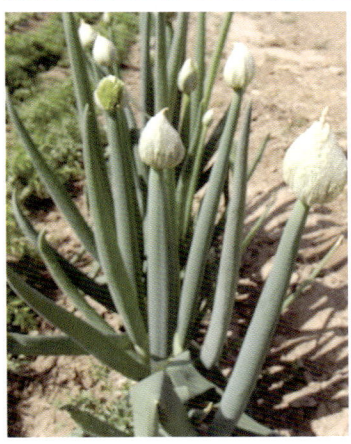

[재료] 대파효소 1*l*, 막걸리 1병, 생수 2*l*, 식초발효 병, 모시 천, 고무줄

[만드는 법] 1. 병에 막걸리 1병, 대파효소 1*l*, 생수 2*l*를 붓고 골고루 섞는다. 2. 병의 주둥이를 모시 천으로 덮고 고무줄로 묶는다. 3. 여름에는 3개월, 나머지 계절은 6개월 이상 발효시키면 식초가 된다. 4. 모시 천으로 걸러낸 다음 1년 이상 숙성시키면 천연식초가 된다.

깻잎식초

깻잎의 효능

깻잎은 칼륨, 칼슘, 철분 등의 무기질 함량이 많은 대표적인 알칼리성 식품이다. 깻잎에 함유되어 있는 철분의 경우에는 철분이 100g당 2.5mg의 양을 함유하고 있는 시금치보다 더 많이 함유하고 있는 것을 알 수 있다. 깻잎 30g정도만 섭취하면 하루에 필요한 철분의 양이 공급된다. 깻잎의 특유한 향을 내는 것은 바로 정유 성분Perillketon으로 방부제 역할을 하여 생선회와 같이 먹게 되면 식중독을 예방하는 효과를 볼 수 있다. 깻잎에 들어 있는 풍부한 엽록소는 영양소라고는 할 수 없지만, 상처를 치료하고 세포를 부활시키며 알레르기를 없애주고, 혈액을 맑게 하는 등의 작용을 하며 깻잎은 비타민C가 다량 함유되어 있어 '식탁 위의 명약'으로 꼽히고 비타민C의 소비량이 큰 흡연자나 스트레스를 많이 받을 때 섭취하면 좋다.

[재료] 깻잎효소 1 l, 막걸리 1병, 생수 2 l, 식초발효 병, 모시 천, 고무줄
[만드는 법] 1. 병에 막걸리 1병, 깻잎효소 1 l, 생수 2 l 를 붓고 골고루 섞는다. 2. 병의 주둥이를 모시 천으로 덮고 고무줄로 묶는다. 3. 여름에는 3개월, 나머지 계절은 6개월 이상 발효시키면 식초가 된다. 4. 모시 천으로 걸러낸 다음 1년 이상 숙성시키면 천연식초가 된다.

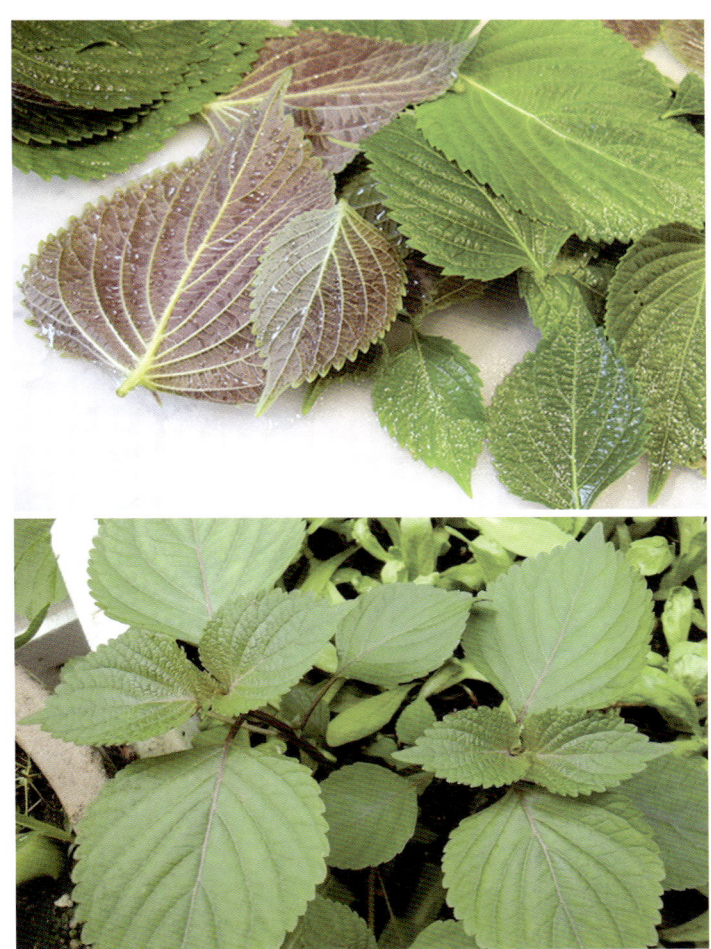

가지식초

가지의 효능

항암효과도 있고 가지 껍질이 보라색을 띠는 이유는 안토시아닉 색소 때문인데, 이 천연 색소는 발암물질을 억제하는 효과가 있다. 또한 알칼로이드, 페놀화합물, 클로로필 등 암 예방을 한다고 알려져 있는 성분이 많이 들어 있기 때문에 항암효과 또한 보장되어있다.

가지는 몸을 차게 하기 때문에 염증을 진정시키고 치료를 도울 수 있고 이외에도 가지의 효능은 식이섬유가 풍부하기 때문에 장운동을 촉진하고 변비를 예방한다.

가지에는 93%의 수분과 단백질, 탄수화물, 칼슘, 인, 비타민 A, C 등이 함유되어 있으나 과실류 중에서는 영양가가 낮은 편에 속한다.

가지는 빈혈, 하혈 증상을 개선하고 혈액 속의 콜레스테롤 양을 저하시키는 작용이 있고 특히 고지방식품과 함께 먹었을 때 혈중 콜레스테롤 수치의 상승을 억제한다는 연구보고도 있다.

간장 및 췌장의 기능을 항진시키고, 이뇨작용도 가지고 있으며 가지의 스코폴레틴, 스코파론은 진경작용을 나타내기도 하여 진통을 위해 사용되는 경우도 있다.

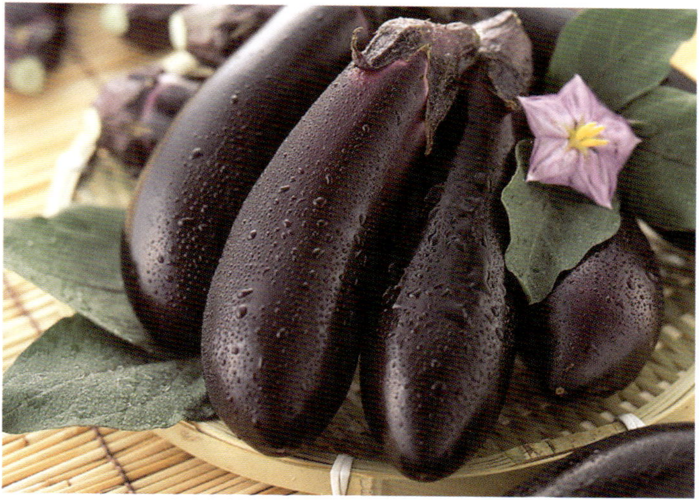

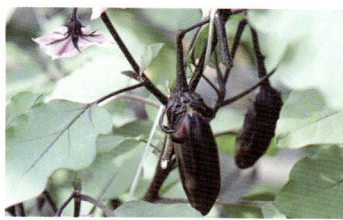
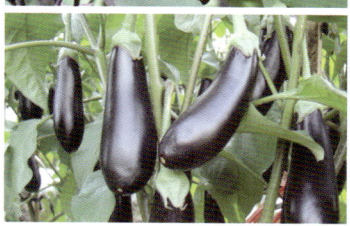

[재료] 가지효소 1ℓ, 막걸리 1병, 생수 2ℓ, 식초발효 병, 모시 천, 고무줄

[만드는 법] 1. 병에 막걸리 1병, 가지효소 1ℓ, 생수 2ℓ를 붓고 골고루 섞는다. 2. 병의 주둥이를 모시 천으로 덮고 고무줄로 묶는다. 3. 여름에는 3개월, 나머지 계절은 6개월 이상 발효시키면 식초가 된다. 4. 모시 천으로 걸러낸 다음 1년 이상 숙성시키면 천연식초가 된다.

청경채식초

청경채의 효능

잎과 잎줄기가 붙어 자라고 잎과 줄기가 녹색이다. 줄기가 백색이면 백경채라 부른다.

시원한 맛으로 즙이 많다.

중국채소로, 떫은맛이 거의 없다. 냄비에 소량의 끓는 물을 넣고 소금과 기름을 넣은 후 청경채를 넣고 뚜껑을 덮어 데쳐먹으면 맛있다. 겉절이, 국거리, 생식에 좋다.

칼슘, 나트륨 등 각종 미네랄과 비타민 C나 A 효력을 가진 카로틴이 많다. 자주 먹으면 피부미용에 이롭고, 치아와 골격의 발육에 좋다. 신진대사 기능을 촉진시키고, 세포조직을 튼튼하게 한다.

청경채에는 칼슘, 나트륨, 각종 미네랄과 비타민C는 물론 체내에 섭취되면 비타민A로 바뀌는 카로틴이 풍부하다.

따라서 자주 섭취하면 신진대사 기능을 촉진하고 세포조직을 튼튼하게 하며, 피부미용에 도움이 된다.

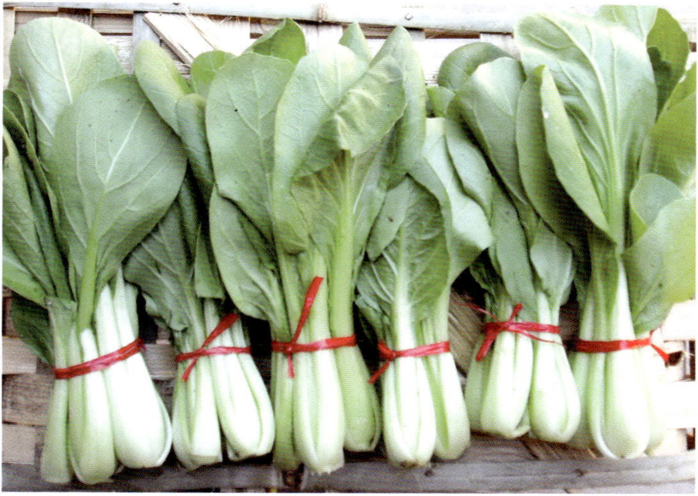

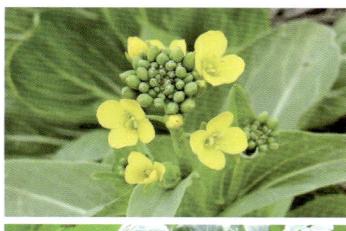

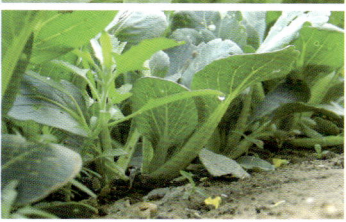

[재료] 청경효소 1 l, 막걸리 1병, 생수 2 l, 식초발효 병, 모시 천, 고무줄

[만드는 법] 1. 병에 막걸리 1병, 청경채효소 1 l, 생수 2 l를 붓고 골고루 섞는다. 2. 병의 주둥이를 모시 천으로 덮고 고무줄로 묶는다. 3. 여름에는 3개월, 나머지 계절은 6개월 이상 발효시키면 식초가 된다. 4. 모시 천으로 걸러낸 다음 1년 이상 숙성시키면 천연식초가 된다.

생강식초

생강의 효능

신진대사를 활발하게 하여 먹으면 땀이 나고 가래를 삭이는 작용을 한다. 더불어 혈액순환과 체온을 조절하여 해열이나 감기, 풍한 등에 좋다. 소변을 잘 나오게 하여 얼굴이 붓고 푸석한 것을 빼준다.

생강에는 소화액의 분비를 자극하고 위장의 운동을 촉진하는 성분이 있어 식욕을 좋게 하고 소화흡수를 돕는다. 생강에는 디아스타제와 단백질 분해효소가 들어 있어 생선회 등의 소화를 돕고 생강의 향미성분은 식욕을 좋게 하며 단백질 분해효소와 향미성분이 들어 있어 소화흡수를 도와준다. 최근 덴마크 오덴스대학교의 스리바스타바 박사는 혈액응고를 억제하는데 있어서 마늘이나 양파보다도 생강의 양이 증가할수록 그 효과가 높아지는데, 특히 그 양이 적더라도 작용한다고 밝혔다.

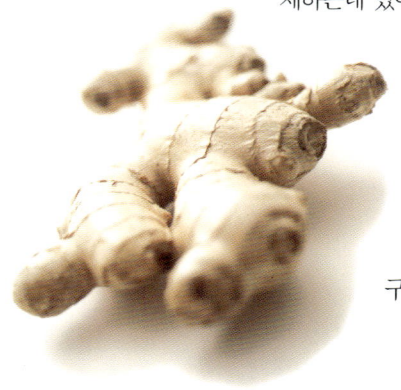

생강에 함유된 진저롤은 또 다른 강력한 항응혈 화합물인 아스피린과 놀라울 정도로 비슷한 화학구조를 가지고 있음이 밝혀졌다.

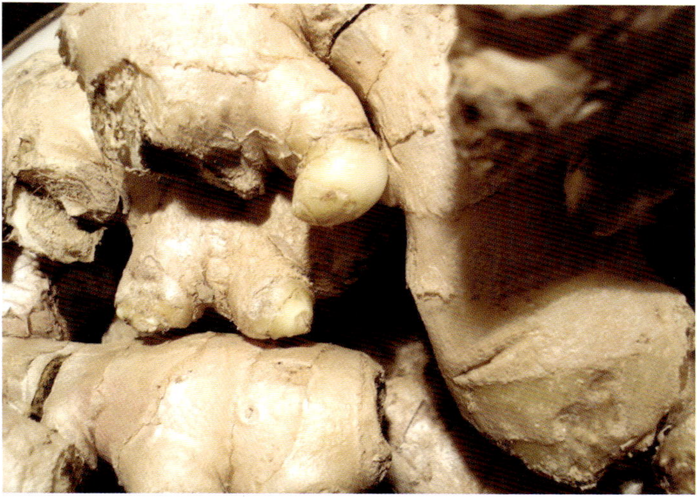

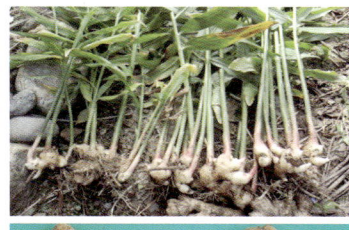
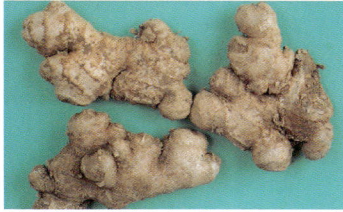

[재료] 생강효소 1 l, 막걸리 1병, 생수 2 l, 식초발효 병, 모시 천, 고무줄

[만드는 법] 1. 병에 막걸리 1병, 생강효소 1 l, 생수 2 l를 붓고 골고루 섞는다. 2. 병의 주둥이를 모시 천으로 덮고 고무줄로 묶는다. 3. 여름에는 3개월, 나머지 계절은 6개월 이상 발효시키면 식초가 된다. 4. 모시 천으로 걸러낸 다음 1년 이상 숙성시키면 천연식초가 된다.

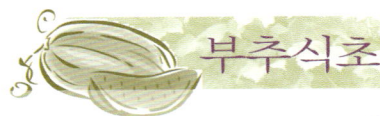
부추식초

부추의 효능

부추는 지금도 우리 음식에 빠질 수 없는 채소로 전이나 나물의 재료가 되고 있다.

이처럼 여러 요리를 만들어 즐겨 먹고 있는 부추는 예로부터 한방의 약재로도 많이 쓰여 왔다. 부추를 뿌리째 달여 여러 원인으로 생기는 통증을 가라앉히고 위장을 튼튼히 하며 장을 깨끗이 하는 데 이용해 온 것이다.

부추가 설사나 복통을 다스리기도 하므로 다시마를 우려낸 국물에 된장을 푼 뒤 현미밥을 넣고 끓이다 부추를 넣어 쑨 죽을 뜨거울 때 먹으면 설사가 금세 멎는 효과를 볼 수도 있다.

부추는 무엇보다 간과 심장에 좋은 채소다. 『본초비요』에 따르면 부추는 위를 보호하고 양기를 보충하며 폐의 기능이 잘 발휘되도록 돕는 작용을 한다. 또 몸 안에 원활히 흐르지 못하고 뭉쳐 있는 피가 제대로 순환되도록 돕는 기능도 가지고 있다고 한다.

심한 중풍으로 눈앞에 있는 물건도 잘 식별하지 못하고 정신까지 혼미할 때 부추를 익히지 말고 즙을 내어 콧구멍에 떨어뜨리면 치료효과를 볼 수 있다.

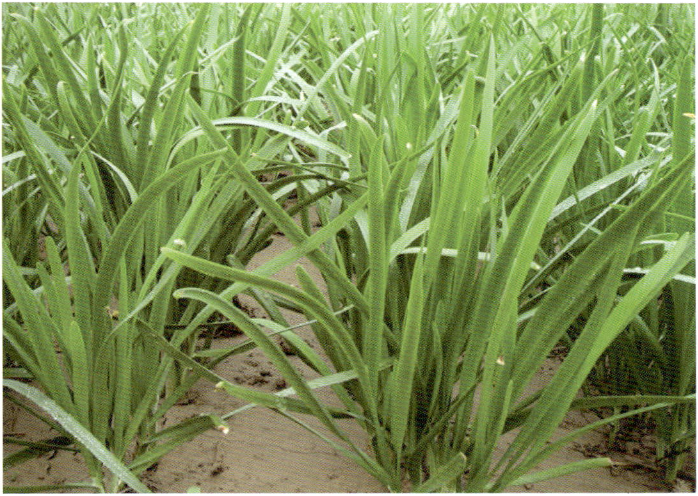

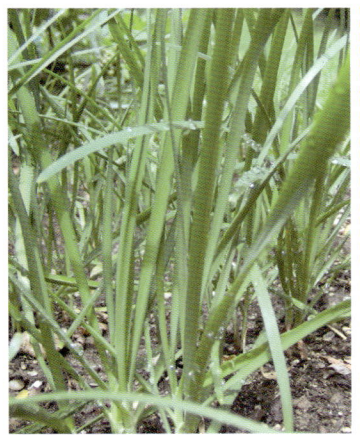

[재료] 부추효소 1 *l*, 막걸리 1병, 생수 2 *l*, 식초발효 병, 모시 천, 고무줄

[만드는 법] 1. 병에 막걸리 1병, 부추효소 1 *l*, 생수 2 *l* 를 붓고 골고루 섞는다. 2. 병의 주둥이를 모시 천으로 덮고 고무줄로 묶는다. 3. 여름에는 3개월, 나머지 계절은 6개월 이상 발효시키면 식초가 된다. 4. 모시 천으로 걸러낸 다음 1년 이상 숙성시키면 천연식초가 된다.

쑥식초

쑥의 효능

쑥이 가지고 있는 독특한 향은 치네올이라는 성분 때문이며, 무기질과 비타민이 풍부하다. 이 치네올은 우리가 복용을 하게 되면 위액분비를 촉진시켜준다. 그래서 소화력을 도와주며, 또한 우리 몸속에서 항균 내지는 살균효과가 아주 뛰어나다. 특히 비타민A가 매우 풍부해 하루에 쑥 80g만 먹어도 하루에 필요한 비타민A 양을 충분히 공급할 수 있다. 쑥에는 항산화활성이 높은 베타카로틴이 풍부하게 함유되어 있다.

베타카로틴은 몸속에 들어와 비타민A로 전환되는데 몸속에서 전환된 이 비타민A가 몸 안에 침입한 세균이나 바이러스에 대한 저항력이 높여줘 암과 같은 질병에 대한 면역기능을 향상시켜준다.

쑥에는 무기질과 비타민의 함량이 많은 것이 특징이다. 생쑥은 카로틴과 철분 함유량이 유채보다 많고 특히 철분은 채소 가운데 높은 편이다. 비타민 A, B$_1$, B$_2$, 칼슘, 아연, 구리도 매우 풍부하며 칼슘은 우유보다 더 많이 들어 있다.

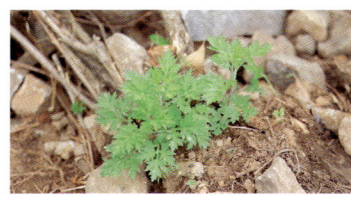
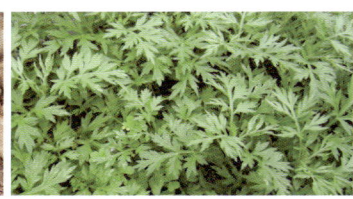

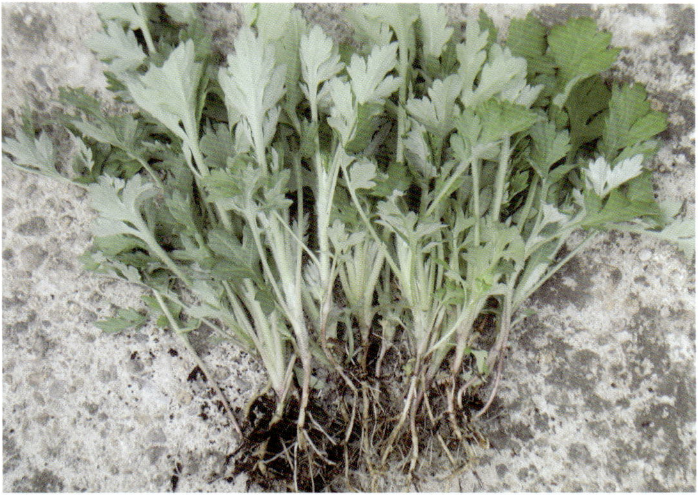

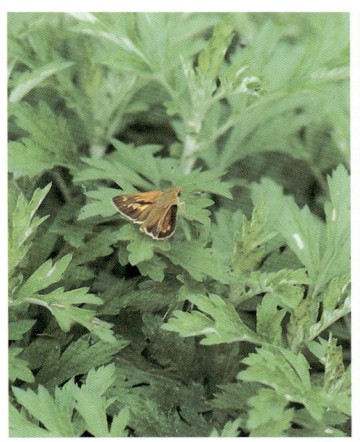

【재료】 쑥효소 1ℓ, 막걸리 1병, 생수 2ℓ, 식초발효 병, 모시 천, 고무줄

【만드는 법】 1. 병에 막걸리 1병, 쑥효소 1ℓ, 생수 2ℓ를 붓고 골고루 섞는다. 2. 병의주둥이를 모시 천으로 덮고 고무줄로 묶는다. 3. 여름에는 3개월, 나머지 계절은 6개월 이상 발효시키면 식초가 된다. 4. 모시 천으로 걸러낸 다음 1년 이상 숙성시키면 천연식초가 된다.

냉이식초

냉이의 효능

주요성분은 아민콜린, 아세틸콜린, 알칼로이드, 플라보노이드, 탄닌, 모노아민, 유기산사포닌, 수지 등이며 이러한 성분은 지혈, 수렴, 혈관수축, 자궁수축, 이뇨 등의 작용을 한다. 한의학에서는 냉이의 뿌리를 포함한 모든 부분을 제채(薺菜)라 하여 약재로 쓰는데, 꽃이 필 때 채취하여 햇볕에 말리거나 생풀로 쓴다. 말린 것은 쓰기에 앞서서 잘게 썬다.

약효는 지라(비장)를 실하게 하며, 이뇨, 지혈, 해독 등의 효능이 있어 비위허약, 당뇨병, 소변불리, 토혈, 코피, 월경과다, 산후출혈, 안질 등에 처방한다. 효과가 뛰어난 비타민A가 풍부하여 냉이 국 한 그릇에 하루 필요량의 비타민A가 들어 있다.

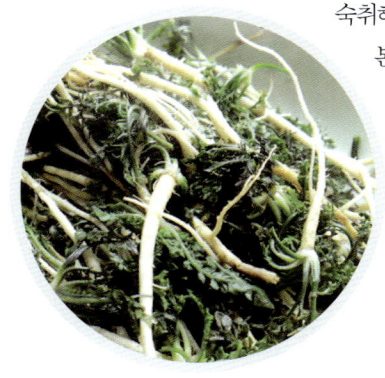

숙취해소와 간기능 회복에 좋고 『신농본초경』에는 지방간을 막아준다고 기록되어 있다. 콜린성분이 간의 지방을 제거하기 때문이다. 만성피로를 느끼는 사람이나 노인들이 먹으면 원기회복에 도움이 된다.

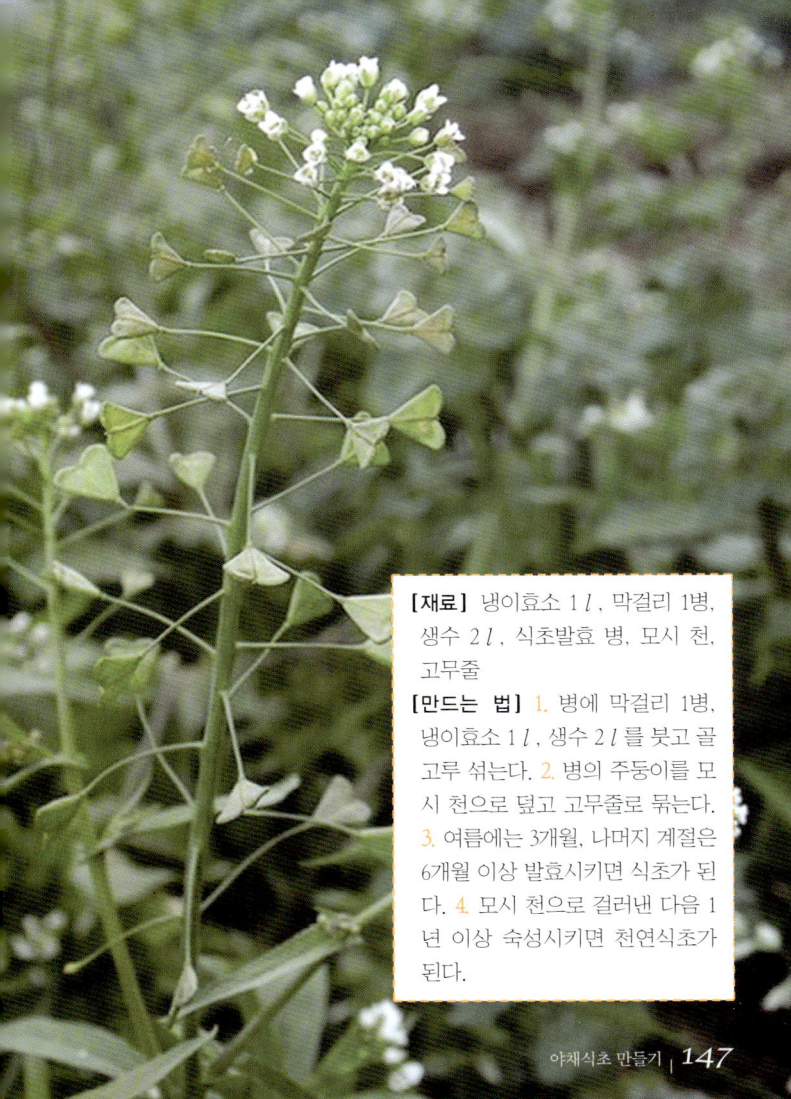

[재료] 냉이효소 1ℓ, 막걸리 1병, 생수 2ℓ, 식초발효 병, 모시 천, 고무줄

[만드는 법] 1. 병에 막걸리 1병, 냉이효소 1ℓ, 생수 2ℓ를 붓고 골고루 섞는다. 2. 병의 주둥이를 모시 천으로 덮고 고무줄로 묶는다. 3. 여름에는 3개월, 나머지 계절은 6개월 이상 발효시키면 식초가 된다. 4. 모시 천으로 걸러낸 다음 1년 이상 숙성시키면 천연식초가 된다.

참나물식초

참나물의 효능

참나물은 상쾌하면서도 독특한 향기가 있어서 입맛을 잃기 쉬운 봄철에 식욕을 돋우어준다. 생약명은 '야근채'인데, 간염해소와 고혈압 치료제로 이용하기도 한다고 한다. 전초를 이용하며 대하, 강장, 빈혈, 폐염, 정혈, 해열, 중풍예방, 신경통 등에 약용으로 사용하고, 또 민간요법으로 간염, 고혈압, 해열에 잎과 잎자루의 즙을 내어 공복에 복용하거나 콩나물과 같이 즙을 내어 복용하면 효과가 있다.

뿌리는 중풍을 치료해 통증을 없애고 피를 맑게 하며 지혈, 대하, 해열, 경기, 고혈압, 중풍, 폐렴, 혈액순환, 신경통 등에 사용하였다.

민간요법으로 참나물 즙은 해열작용도 한다고 알려져 있고 혈액순환을 돕고 몸 속 나쁜 독을 없애주기도 하며 고혈압에도 도움이 된다. 또한 나물 중에서도 베타카로틴이 풍부해서 눈 건강에도 좋은 식품이다.

【재료】 참나물효소 1 l, 막걸리 1병, 생수 3 l, 식초발효 병, 모시 천, 고무줄

【만드는 법】 1. 병에 막걸리 1병, 참나물효소 1 l, 생수 2 l 를 붓고 골고루 섞는다. 2. 병의 주둥이를 모시 천으로 덮고 고무줄로 묶는다. 3. 여름에는 3개월, 나머지 계절은 6개월 이상 발효시키면 식초가 된다. 4. 모시 천으로 걸러낸 다음 1년 이상 숙성시키면 천연식초가 된다.

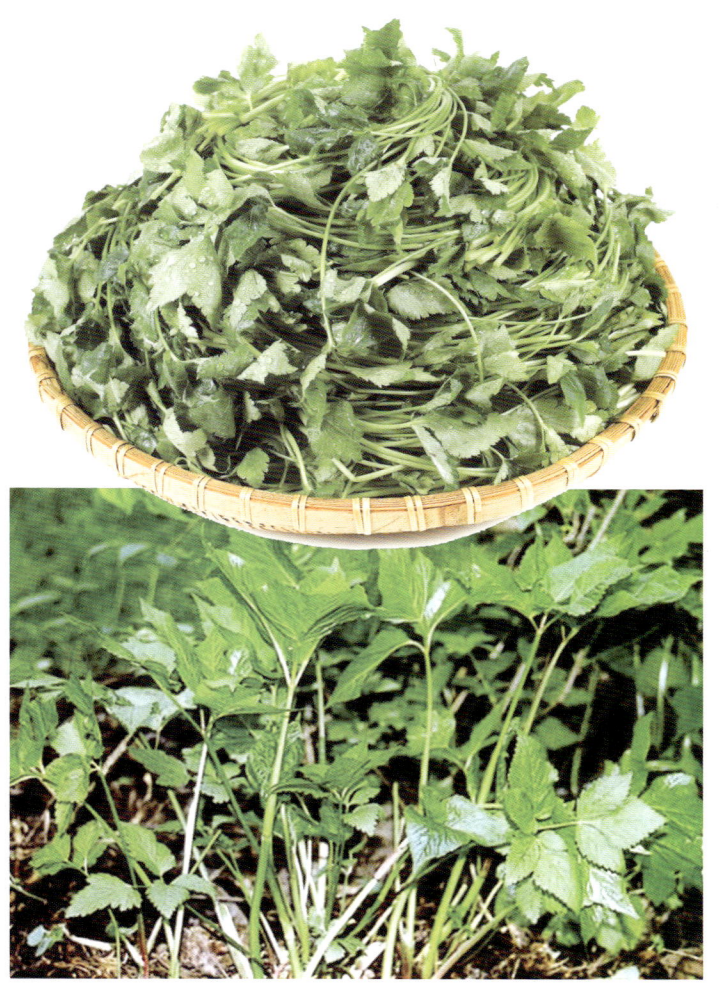

야채식초 만들기 | 149

마늘식초

마늘의 효능

건강을 증진시키는 효능이 뛰어나 식품 중에서도 언론에 자주 보도되는 식품이다.

혈압을 낮추고 혈전생성을 억제하며 나쁜 콜레스테롤을 감소시키고 위암을 예방하고 면역기능을 강화하는 것으로 잘 알려져 있다.

마늘 특유의 냄새는 알리신이라는 성분 때문에 나는 것이다. 알리신은 체내에서 박테리아의 성장을 억제하고 곰팡이를 파괴한다.

또한 마늘에는 겨자유가 많은데 식욕을 돋우어주고 위액분비를 촉진시키며 장의 연동운동과 이뇨작용을 촉진한다. 마늘은 또한 뛰어난 독소배출제이기도 하다. 침투력이 강하여 부비강, 기관지, 폐 등에 쌓인 점액질을 녹여내고 장내 기생충을 배설시키며 이질을 고친다.

마늘은 미국 국립암센터에서 추천한 항암식품 중 제일 으뜸으로 꼽힌다.

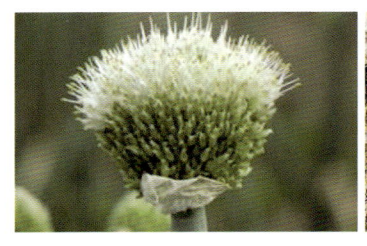 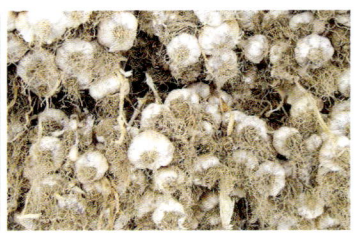

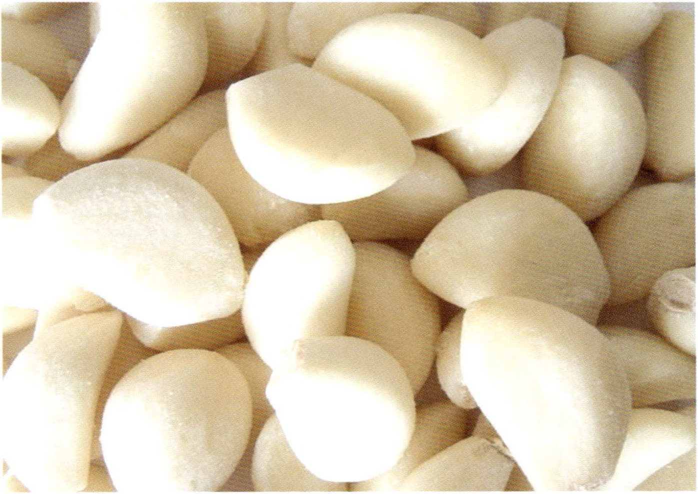

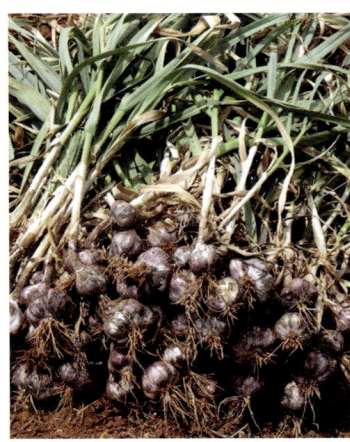

【재료】 마늘효소 1*l*, 막걸리 1병, 생수 2*l*, 식초발효 병, 모시 천, 고무줄

【만드는 법】 1. 병에 막걸리 1병, 마늘효소 1*l*, 생수 2*l*를 붓고 골고루 섞는다. 2. 병의 주둥이를 모시 천으로 덮고 고무줄로 묶는다. 3. 여름에는 3개월, 나머지 계절은 6개월 이상 발효시키면 식초가 된다. 4. 모시 천으로 걸러낸 다음 1년 이상 숙성시키면 천연식초가 된다.

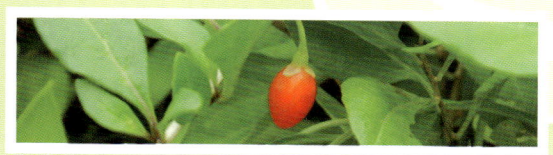

산야초 식초 만들기

개다래식초

개다래의 효능

보온, 강장, 거풍 등의 효능이 있으며 요통, 류머티스, 복통, 월경불순, 중풍, 안면신경마비, 통풍에 사용한다. 개다래 열매를 가을에 따서 뜨거운 물에 넣었다가 건져서 말려 약으로 쓴다. 곱게 가루 내어 3~5g씩 먹기도 하고, 35도 이상의 증류주에 담가서 소주잔으로 한두 잔씩 하루 2~3번 마시기도 한다. 개다래 열매는 혈액순환을 잘 되게 하고 몸을 따뜻하게 하며 요통, 류마티스, 관절염, 통풍 등에 치료효과가 탁월하다.

개다래 열매는 맛은 쓰고 시고 떫고 매우며 성질은 뜨겁고 독이 없다. 중풍, 구안와사, 냉증, 여성의 허로를 치료하며 몸을 따뜻하게 한다. 특히 염증을 삭이고 몸 안에 있는 요산을 밖으로 내보내며 통증을 억제하는 효과가 탁월하여 통풍치료에 큰 효험이 있다. 개다래의 줄기와 잎도 약으로 쓰는 데, 몸을 따뜻하게 하고 뱃속에 있는 덩어리를 삭이며 염증을 없애고 혈액순환을 잘 되게 하는 등의 효과가 있다.

[재료] 개다래 1kg, 황설탕 1kg, 유리병, 초항아리, 모시 천, 고무줄
[만드는 법] 1. 개다래를 깨끗하게 씻어 채반에 올려 물기를 제거하고, 설탕 10%를 넣어 골고루 섞는다. 2. 과즙이 나올 정도로 짓이겨둔다. 3. 유리병 70%까지 채운 다음 나머지 설탕 90%를 넣는다. 4. 병의 주둥이를 밀봉한다. 5. 2일 후부터 15일 동안 뒤집어주면서 설탕을 완전히 녹여준다. 6. 25℃의 온도에서 3주가 지나면 알코올 발효가 끝난다. 7. 모시 천으로 엑기스를 짜내서 초항아리에 담아두고 사용한다.

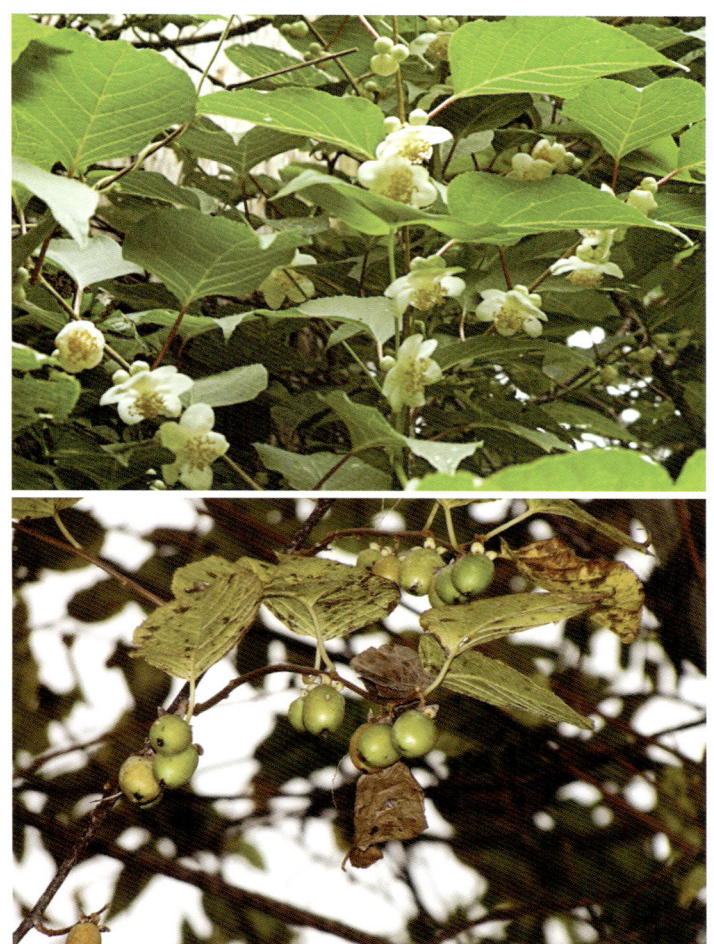

솔잎순식초

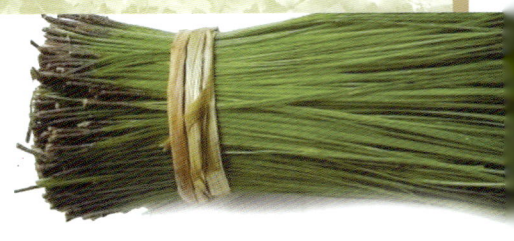

솔잎의 효능

『본초강목』에 '솔잎은 맛이 쓰고 따뜻해 풍습창을 치료하고 머리칼을 나게 하면서 오장을 편안하게 해주며 위를 든든하게 해서 배고픔을 잊게 하고 장수하게 하고 청솔 잎에 조제를 잘하면 중풍과 구안괘사에 효과가 좋다'라고 기록되어 있다.

이밖에 팔다리 통증, 근육통, 폐와 위를 튼튼하게 해준다. 경련을 멈추게 하고 뼈마디의 통증을 비롯해 각기병, 타박상, 관절염 등에도 좋다.

솔잎에는 인체를 형성하는 중요한 단백질원인 필수 아미노산이 풍부하게 들어 있는데 이것은 체내에서 합성될 수 없으므로 외부로부터 섭취할 수밖에 없다. 아미노산에는 22가지 종류가 있고 그 중 8가지는 성인에게 필요하고, 성장기의 어린이들에게는 10가지가 필요하다.

솔잎에는 놀랍게도 성인에게 필요한 8가지 필수 아미노산이 모두 들어 있다. 솔잎 단백질의 아미노산 조성을 단백질가로 그 질을 평가하면 일반 곡류보다 더 우수하다.

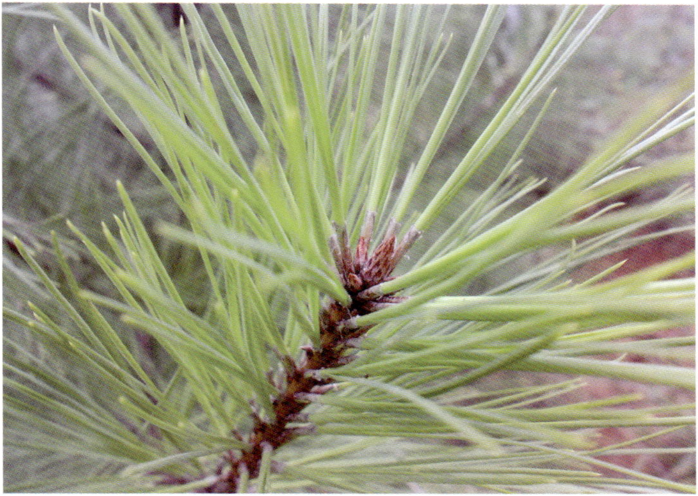

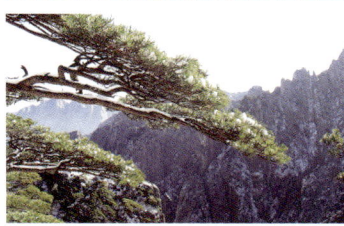
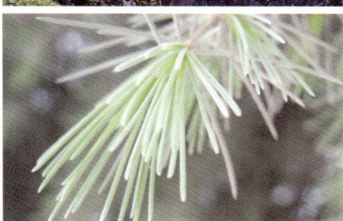

[재료] 솔잎순효소 1 l, 막걸리 1병, 생수 2 l, 식초발효 병, 모시천, 고무줄

[만드는 법] 1. 병에 막걸리 1병, 솔잎순효소 1 l, 생수 2 l를 붓고 골고루 섞는다. 2. 병의 주둥이를 모시 천으로 덮고 고무줄로 묶는다. 3. 여름에는 3개월, 나머지 계절은 6개월 이상 발효시키면 식초가 된다. 4. 모시 천으로 걸러낸 다음 1년 이상 숙성시키면 천연식초가 된다.

개머루식초

개머루의 효능

개머루 사포도, 산포도를 한방에서는 산고등 또는 사포도로 불리는데, 고대 의서에 나오는 효능을 보면 폐농양, 장농양에는 개머리뿌리를 찧어 나온 즙을 술에 타서 먹고, 각혈, 폐결핵에는 개머루뿌리를 짧게 쓸어 물을 붓고 달여서 먹고, 골절에는 뿌리껍질에 술지게미나 찬밥을 넣고 소주를 적당하게 가미해 짓찧어서 붙이면 된다고 했다.

개머루의 맛이 달고 성질이 평하며, 독이 없기 때문에 신장염, 방광염, 맹장염, 간염, 간경화, 간장이 부어 배가 불러진 복수, 부종 등에 효과가 좋다. 포도나 무과의 낙엽덩굴식물로 다른 물체를 감싸면서 자란다.

[재료] 개머루효소 1 l, 막걸리 1병, 생수 2 l, 식초발효 병, 모시 천, 고무줄

[만드는 법] 1. 병에 막걸리 1병, 개머루효소 1 l, 생수 2 l 를 붓고 골고루 섞는다. 2. 주둥이를 모시 천으로 덮고 고무줄로 묶는다. 3. 여름에는 3개월, 나머지 계절은 6개월 이상 발효시키면 식초가 된다. 4. 모시 천으로 걸러낸 다음 1년 이상 숙성시키면 천연식초가 된다. 음 1년 이상 숙성시키면 천연식초가 된다.

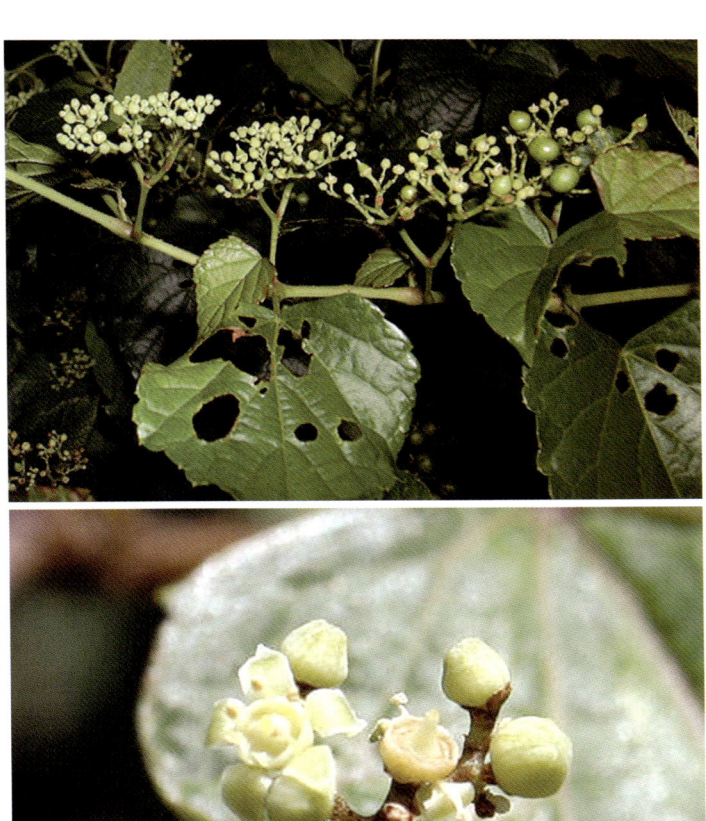

까마중식초

까마중의 효능

『본초강목』에 '까마중이 열을 내리고 오줌을 잘 나가게 하며, 원기를 도와주고 잠을 적게 자게하며, 옹저와 종기로 인한 독과 타박상으로 인한 어혈을 다스리고 다양한 광석물의 독을 제거한다'고 적혀 있다.

이밖에 까마중 전초를 달인 것은 포도상균, 이질균, 티푸스균, 대장균 등을 억제하고 항염증, 혈압저하작용, 기침멈춤, 가래삭임, 혈액순환에 좋다. 또한 피로회복, 기관지염, 신장염, 고혈압, 황달, 종기, 암, 두통, 류머티즘 등에도 효과가 있다.

까마중은 항암작용이 매우 센 약초 중 하나로 암치료 약으로 널리 쓴다. 동물실험이나 실제 임상에서도 백혈병을 비롯하여 갖가지 암세포에 뚜렷한 억제작용이 있음이 입증되었고 민간에서도 암 때문에 복수가 차는 데 활용하고 효험을 본 사례가 여럿 있다.

[재료] 까마중효소 1 l, 막걸리 1병, 생수 3 l, 식초발효 병, 모시 천, 고무줄

[만드는 법] 1. 병에 막걸리 1병, 까마중효소 1 l, 생수 2 l 를 붓고 골고루 섞는다. 2. 병의 주둥이를 모시 천으로 덮고 고무줄로 묶는다. 3. 여름에는 3개월, 나머지 계절은 6개월 이상 발효시키면 식초가 된다. 4. 모시 천으로 걸러낸 다음 1년 이상 숙성시키면 천연식초가 된다.

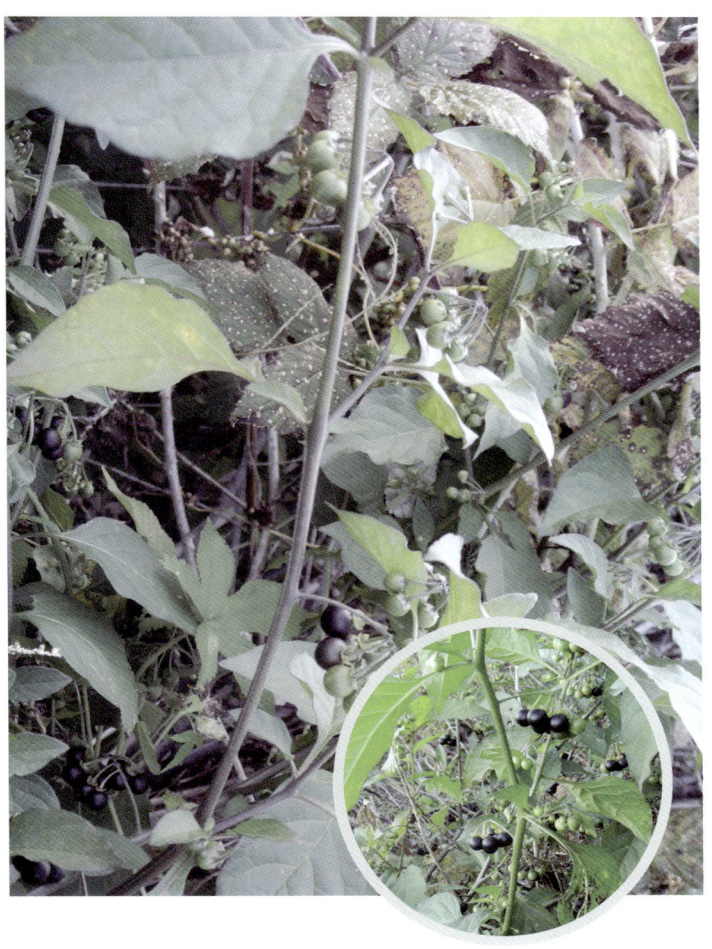

고욤식초

고욤의 효능

『동의보감』에 '고욤을 우내시라고도 하며 감과 비슷하지만 아주 작다. 성질이 몹시 차갑기 때문에 많이 먹지 말아야 한다' 라고 적혀 있다.

고욤꼭지는 딸꾹질을 멈추게 하고 소갈증을 해소시켜준다. 가슴이 답답하면서 열이 많은 증상을 해소하고, 피부를 윤택하게 해준다.

또한 고욤나무 잎을 달여서 장복하면 당뇨병, 고혈압, 결핵성 망막출혈, 변비, 지혈, 위장병 등이 치료되고 불면증, 두통, 뽀루지, 신경증, 습진, 심장병, 알레르기성 여드름 등에도 좋다. 군천자, 소시라고도 하며 마을 부근에 많이 자란다. 높이 약10m이다. 껍질은 회갈색이고 잔가지에 회색 털이 있으나 차차 없어진다. 열매는 둥근 장과漿果로 지름 1.5cm 정도이며 10월에 익는다.

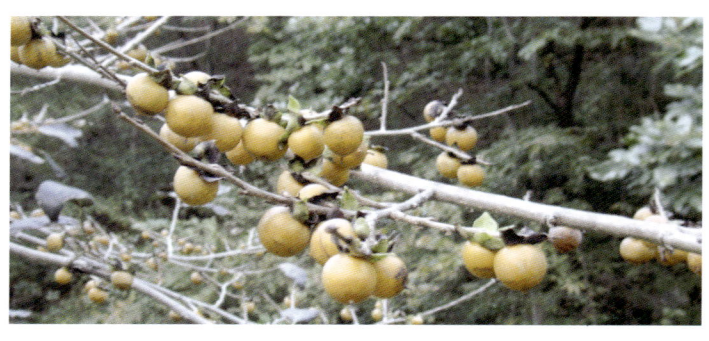

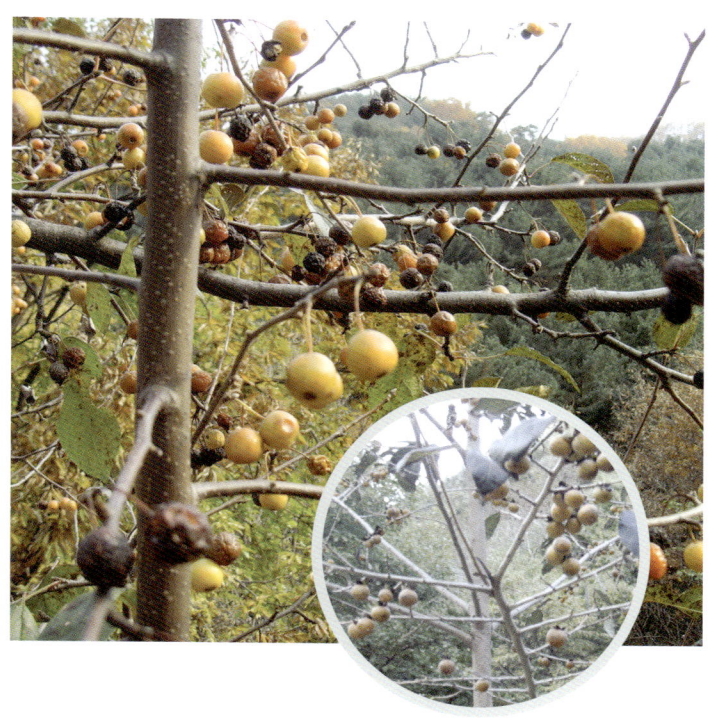

[재료] 고욤효소 1 l, 막걸리 1병, 생수 2 l, 식초발효 병, 모시 천, 고무줄
[만드는 법] 1. 병에 막걸리 1병, 고욤효소 1 l, 생수 2 l를 붓고 골고루 섞는다. 2. 병의 주둥이를 모시 천으로 덮고 고무줄로 묶는다. 3. 여름에는 3개월, 나머지 계절은 6개월 이상 발효시키면 식초가 된다. 4. 모시 천으로 걸러낸 다음 1년 이상 숙성시키면 천연식초가 된다.

돌배식초

돌배의 효능

돌배는 맛이 달고 성질이 차갑지만 독이 없다. 기침과 갈증을 멎게 하고 풍을 다스리며 소변이 잘 나오게 한다.

이밖에 통변, 이뇨, 강장, 해열, 풍열, 금창 등에 탁월한 효능이 있다. 더구나 체내에서 진액을 만들기 때문에 피부를 윤택하게 하고 마음을 진정시킨다.

또 열병으로 입이 마를 때, 더위를 먹었을 때, 열이 나고 기침을 할 때, 심한 가래, 당뇨, 경기, 탈장, 구토, 설사, 종기 등에 효과적으로 이용된다. 하지만 대변이 묽거나 잔기침이 있을 때는 삼가야 한다.

야리, 산리라고도 하며 열매는 돌배라고 부르며 날것으로 먹거나 삶아먹고 약으로도 사용된다. 목재가 매우 단단해 기구나 기계재료 등으로 이용된다.

[재료] 돌배효소 1 l, 막걸리 1병, 생수 2 l, 식초발효 병, 모시 천, 고무줄
[만드는 법] 1. 병에 막걸리 1병, 돌배효소 1 l, 생수 2 l 를 붓고 골고루 섞는다. 2. 병의 주둥이를 모시 천으로 덮고 고무줄로 묶는다. 3. 여름에는 3개월, 나머지 계절은 6개월 이상 발효시키면 식초가 된다. 4. 모시 천으로 걸러낸 다음 1년 이상 숙성시키면 천연식초가 된다.

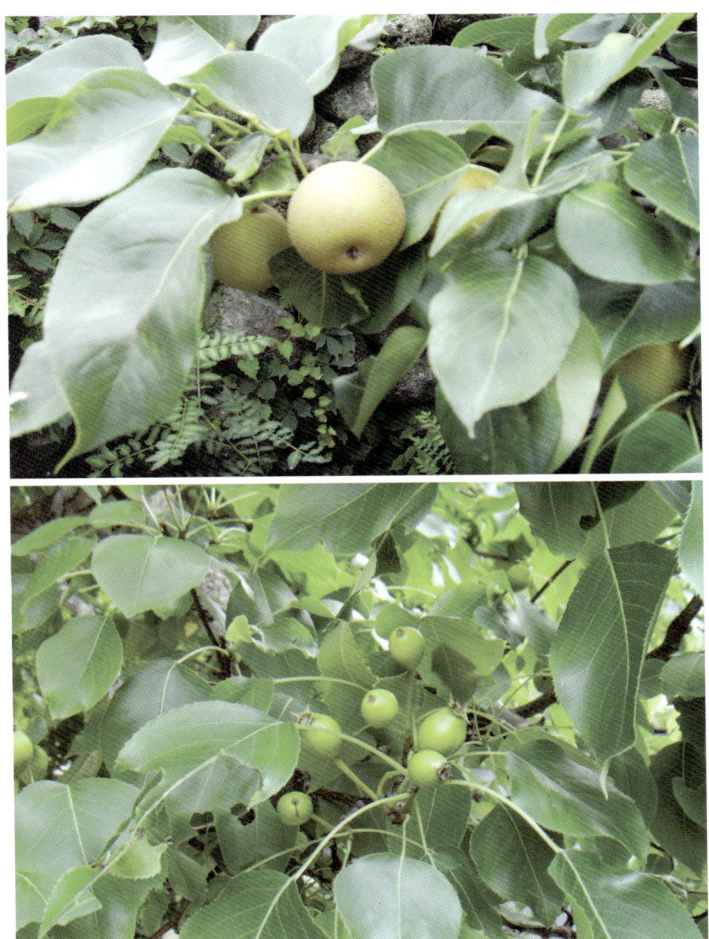

산야초식초 만들기

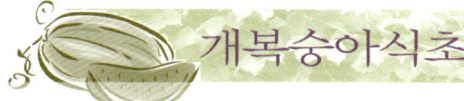

개복숭아식초

개복숭의 효능

『동의보감』에 '풀어주는 효능이 강하기 때문에 어혈과 굳은 변을 묽어지게 한다. 기관지가 나쁘거나 기침 등에도 효능이 있다'고 적혀 있다.

개복숭아의 우수한 약효는 나무진액이 최고이고 그 뒤를 이어 가지껍질, 씨앗, 꽃, 잎 등을 식용으로 한다. 개복숭아는 맛이 쓰고 성질이 약간 따뜻하다. 변비, 부종, 설사, 복수, 주근깨, 기미, 생리불순, 생리통, 기미, 관절염, 무좀, 습진, 안면마비, 어혈, 혈액순환, 냉증치료, 기침, 기관지 치료, 비염등에 효과가 탁월하다.

개복숭아는 기침, 천식 같은 기관지에 탁월한 것은 물론이고 류마티스관절염에도 효과가 좋다. 비타민이 풍부하여 피부에도 좋고 아스파라긴산이 풍부하여 알콜을 분해하여 주고 니코틴을 정화, 배출해주는 역할까지 한다.

【재료】 돌복숭아효소 1ℓ, 막걸리 1병, 생수 2ℓ, 식초발효 병, 모시 천, 고무줄

【만드는 법】 1. 병에 막걸리 1병, 돌복숭아효소 1ℓ, 생수 2ℓ를 붓고 골고루 섞는다. 2. 주둥이를 모시 천으로 덮고 고무줄로 묶는다. 3. 여름에는 3개월, 나머지 계절은 6개월 이상 발효시키면 식초가 된다. 4. 모시 천으로 걸러낸 다음 1년 이상 숙성시키면 천연식초가 된다.

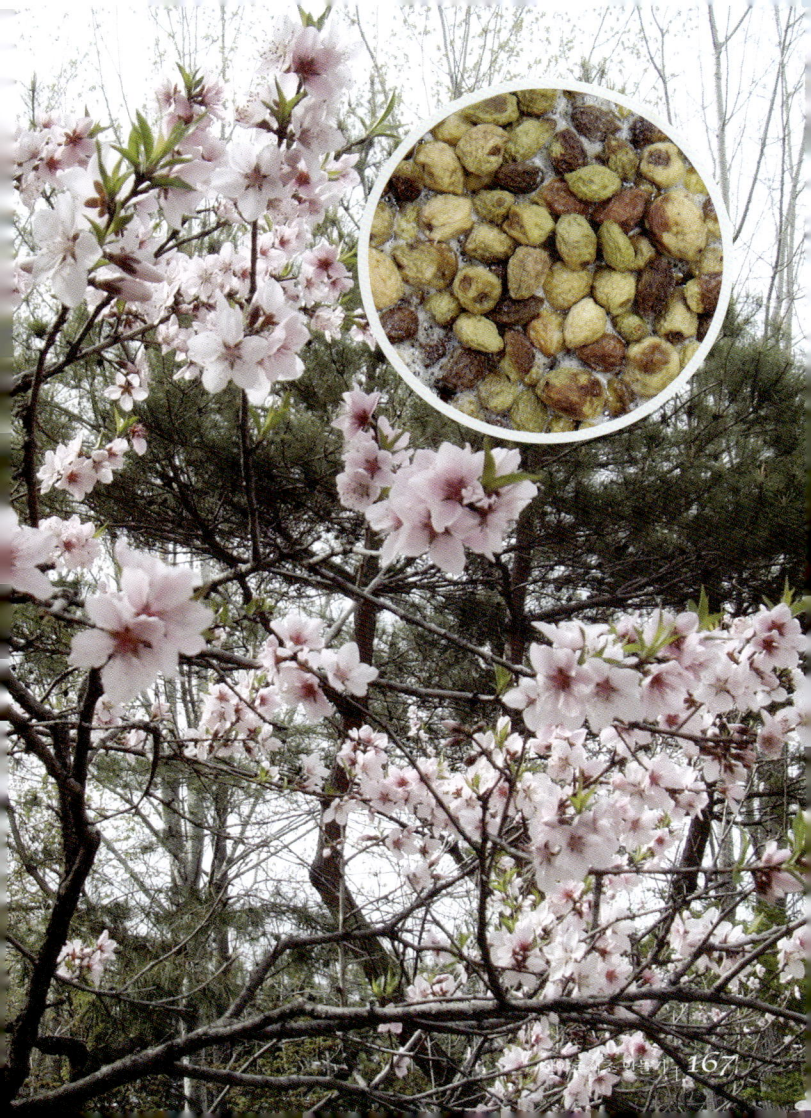

머루식초

머루의 효능

머루에는 칼슘, 인, 철분, 회분, 안토시아닌 성분이 다량 들어 있기 때문에 보혈강장과 자양강장효과에 뛰어나다.

특히 열매가 약용으로 탁월해 오래전부터 종창, 종화, 화장, 동상, 식욕촉진, 해독, 보혈, 폐질환, 지갈, 이뇨, 두통, 요통, 두풍, 대하증, 양혈, 폐염, 폐결핵, 허약증 등에 널리 쓰여 왔다.

이런 가운데 특히 강한 항암효과 성분인 레스베라톨이 함유되어 있어 DNA변이를 억제하고 암세포의 세포주기 저해와 세포사멸을 유도한다.

[재료] 머루효소 1 l, 막걸리 1병, 생수 2 l, 식초발효 병, 모시 천, 고무줄
[만드는 법] 1. 병에 막걸리 1병, 머루효소 1 l, 생수 2 l 를 붓고 골고루 섞는다. 2. 병의 주둥이를 모시 천으로 덮고 고무줄로 묶는다. 3. 여름에는 3개월, 나머지 계절은 6개월 이상 발효시키면 식초가 된다. 4. 모시 천으로 걸러낸 다음 1년 이상 숙성시키면 천연식초가 된다.

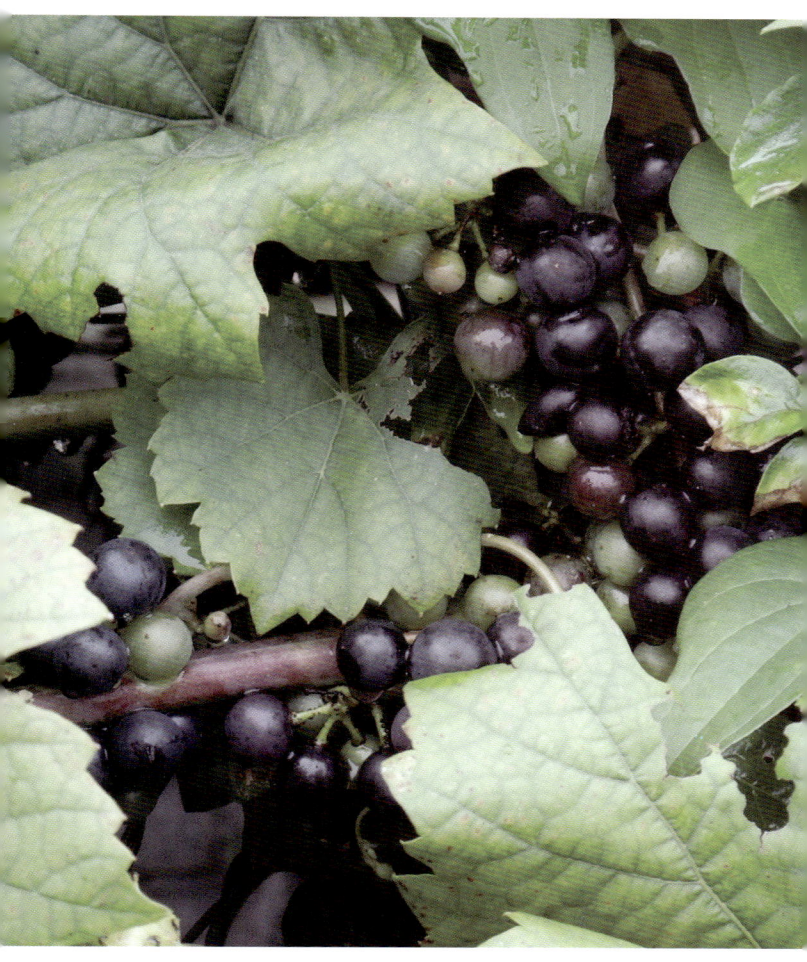

버찌식초

버찌의 효능

벚나무 껍질에는 '사쿠라닌' 성분이 함유되어 있는데, 이것을 이용한 것이 '프로틴'이라는 기침약이다. 벚나무 잎은 음식물이 상하는 것을 막아준다. 말린 벚나무의 속껍질을 달여서 복용하면 위경련에 효과가 좋고 악성종양, 설사, 버섯중독, 옻이 올랐을 때도 효과가 있다. 벚나무 잎 역시 피부병에 좋은데, 말린 잎을 달여 복용하면 땀띠, 습진, 피부병에 바르면 효과가 있다.

이밖에 해수, 천식, 두드러기, 홍역, 쇠고기 먹고 체한 데, 편도선염 등에 좋다. 야생화라고도 하며 장미과의 낙엽교목으로 키가 20m 정도이고 짙은 자갈색을 띠는 수피에는 줄무늬가 뚜렷하다.

잎은 어긋나고 흰색 또는 연분홍색 꽃은 4~5월경에 2~3송이씩 모여서 핀다. 열매는 6~7월에 장과로 익는데, 이것을 버찌라고 한다.

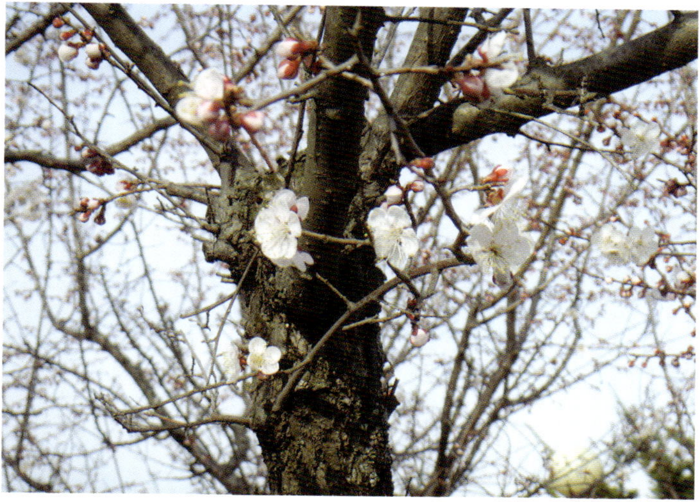

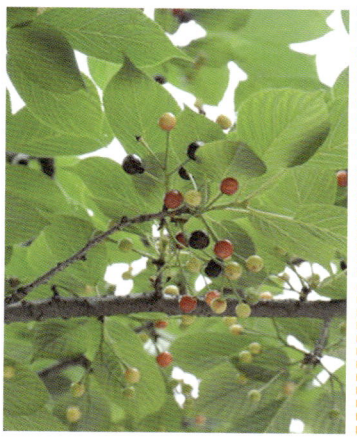

[재료] 버찌효소 1 l, 막걸리 1병, 생수 2 l, 식초발효 병, 모시 천, 고무줄

[만드는 법] 1. 병에 막걸리 1병, 버찌효소 1 l, 생수 2 l를 붓고 골고루 섞는다. 2. 병의 주둥이를 모시 천으로 덮고 고무줄로 묶는다. 3. 여름에는 3개월, 나머지 계절은 6개월 이상 발효시키면 식초가 된다. 4. 모시 천으로 걸러낸 다음 1년 이상 숙성시키면 천연식초가 된다.

쇠비름식초

쇠비름의 효능

『본초강목』에서 쇠비름을 오행초라고 하는데, 이렇게 부르는 것은 다섯 가지 색깔로 음양오행설에 나오는 다섯 가지 기운을 모두 갖췄기 때문이다. 특히 타닌과 사포닌, 베타카로틴, 글루틴, 칼슘, 비타민 C, D, E 등을 비롯해 필수지방산인 오메가3가 풍부하게 함유되어 있다.

쇠비름은 폐결핵, 폐농양, 관절염에 특효가 있다. 이밖에 피부에 생긴 염증과 종기에 쇠비름을 날로 찧어 붙이면 되고, 설사나 만성대장염에 쇠비름죽이 좋고, 저혈압, 대장염, 관절염, 변비, 여성의 적?백대하, 임질, 설사 등에는 생즙을 마시면 효험이 있다.

쇠비름의 생초는 자궁암에 효과가 있다. 쇠비름은 시골의 길가나 밭 등에 절로 나는 풀로 줄기와 잎은 긴 타원형으로 마주나고, 여름철에 누런 꽃이 피는데, 꽃꼭지가 없으며 아침에 피었다가 한낮에 오므라진다.

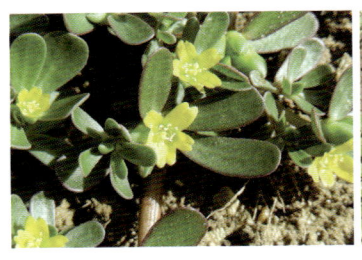
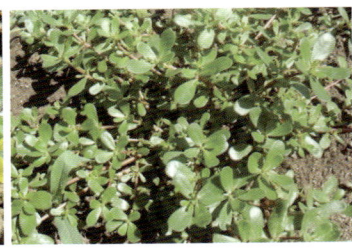

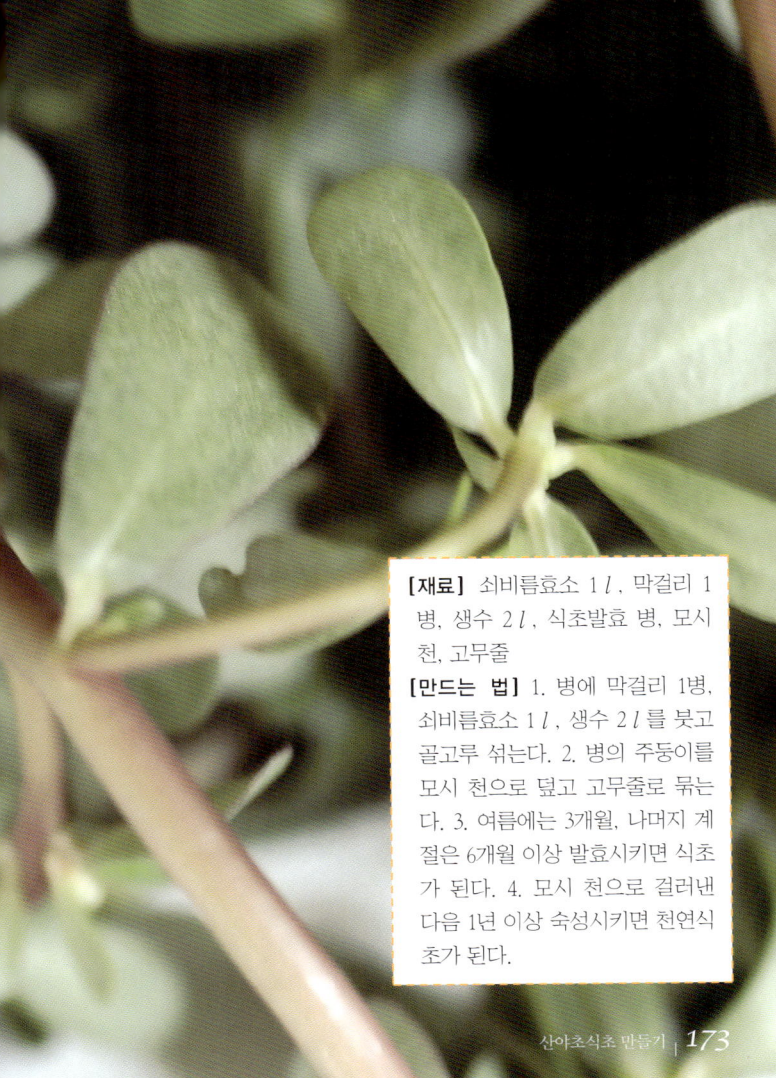

[재료] 쇠비름효소 1ℓ, 막걸리 1병, 생수 2ℓ, 식초발효 병, 모시천, 고무줄

[만드는 법] 1. 병에 막걸리 1병, 쇠비름효소 1ℓ, 생수 2ℓ를 붓고 골고루 섞는다. 2. 병의 주둥이를 모시 천으로 덮고 고무줄로 묶는다. 3. 여름에는 3개월, 나머지 계절은 6개월 이상 발효시키면 식초가 된다. 4. 모시 천으로 걸러낸 다음 1년 이상 숙성시키면 천연식초가 된다.

비름식초

비름의 효능

『동의보감』에서는 '성한性寒, 미산味酸, 무독하며 모든 악창惡瘡, 부스럼을 다스리고 대소변을 통리通利하고 만성종창慢性腫瘡을 풀고 갈渴을 그치고 모든 충蟲을 죽인다'고 하였고, 『수양총서류집壽養叢書類輯』에서는 '미산, 기한氣寒, 성활性滑, 무독하고 말에 물렸을 때 마늘과 함께 먹으면 좋다'고 하였다. 『증보산림경제』에서는 '산후의 혈리血痢, 복통에 쇠비름을 찧어 달여 꿀에 섞어 먹는다. 즙을 짜서 고약을 만들면 종창을 고치고 꿀을 섞어 먹으면 이질을 고친다'고 하였다.

또 『잠곡선생필담潛谷先生筆談』에는 '비름잎을 홍증烘蒸하여 벌레를 죽인다'고 하였다. 『규합총서閨閤叢書』에서는 '독종이 시작될 때 쇠비름을 붙이면 가라앉으니 이것은 쇠비름 줄기와 잎 사이에 수은이 있는 까닭이다'고 하였다. 이와 같이, 쇠비름과 비름의 잎에는 수은이 각 0.47ppm과 0.07ppm이 들어 있어 다른 식물에 비하여 그 함량이 높다. 이것이 바로 비름과 쇠비름의 살균·살충효과와 관계있는 것이다.

잎 속에 들어 있는 수은은 수은중독의 위험성도 있다. 다만, 수은은 휘발성이 강하므로 삶아서 먹으면 그 잔류량이 현저히 떨어지게 된다.

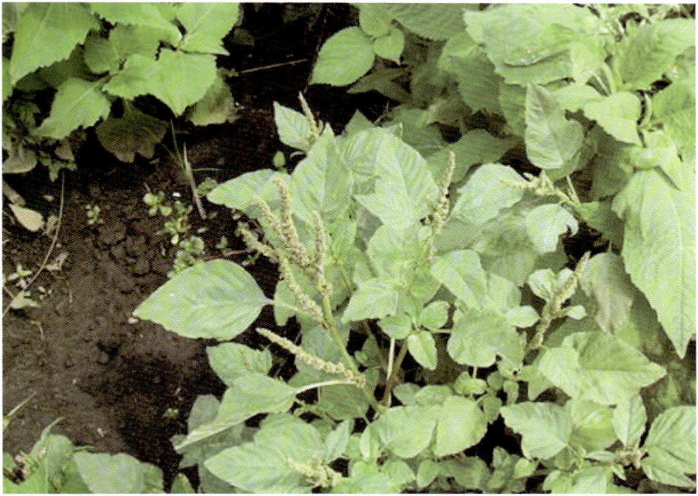

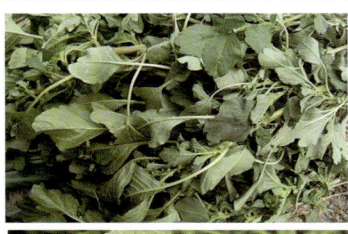
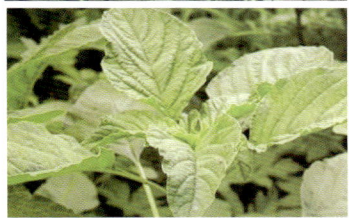

[재료] 비름효소 1ℓ, 막걸리 1병, 생수 2ℓ, 식초발효 병, 모시 천, 고무줄

[만드는 법] 1. 병에 막걸리 1병, 비름효소 1ℓ, 생수 2ℓ를 붓고 골고루 섞는다. 2. 병의 주둥이를 모시 천으로 덮고 고무줄로 묶는다. 3. 여름에는 3개월, 나머지 계절은 6개월 이상 발효시키면 식초가 된다. 4. 모시 천으로 걸러낸 다음 1년 이상 숙성시키면 천연식초가 된다.

오미자식초

오미자의 효능

『동의보감』에 '오미자의 껍질과 살은 달고 시며, 씨의 맛은 맵고 쓰고 짠 다섯 가지 맛을 모두 구비하고 있기 때문에 오미자라고 한다'라고 적혀 있다. 오미자는 갈증을 제거하고 여름철에 흘리는 땀과 설사를 멎게 한다. 오미자의 과육은 사과산, 주석산 등 유기산이 많아 신맛이 강하기 때문에 흩어진 기운을 모아준다.

이밖에 자양, 강장, 수렴, 정력, 기침 등에도 좋다. 민간요법으로는 노인 만성기관지염, 기관지확장 등에 쓰이고 있다. 또한 전신쇠약, 정신과 육체피로, 신경쇠약, 저혈압, 심장기능저하 등에도 좋다.

오미자나무과의 덩굴성관목이지만, 목련과로 분류된다.

[재료] 오미자효소 1 l, 막걸리 1병, 생수 2 l, 식초발효 병, 모시 천, 고무줄

[만드는 법] 1. 병에 막걸리 1병, 오미자효소 1 l, 생수 2 l를 붓고 골고루 섞는다. 2. 병의 주둥이를 모시 천으로 덮고 고무줄로 묶는다. 3. 여름에는 3개월, 나머지 계절은 6개월 이상 발효시키면 식초가 된다. 4. 모시 천으로 걸러낸 다음 1년 이상 숙성시키면 천연식초가 된다.

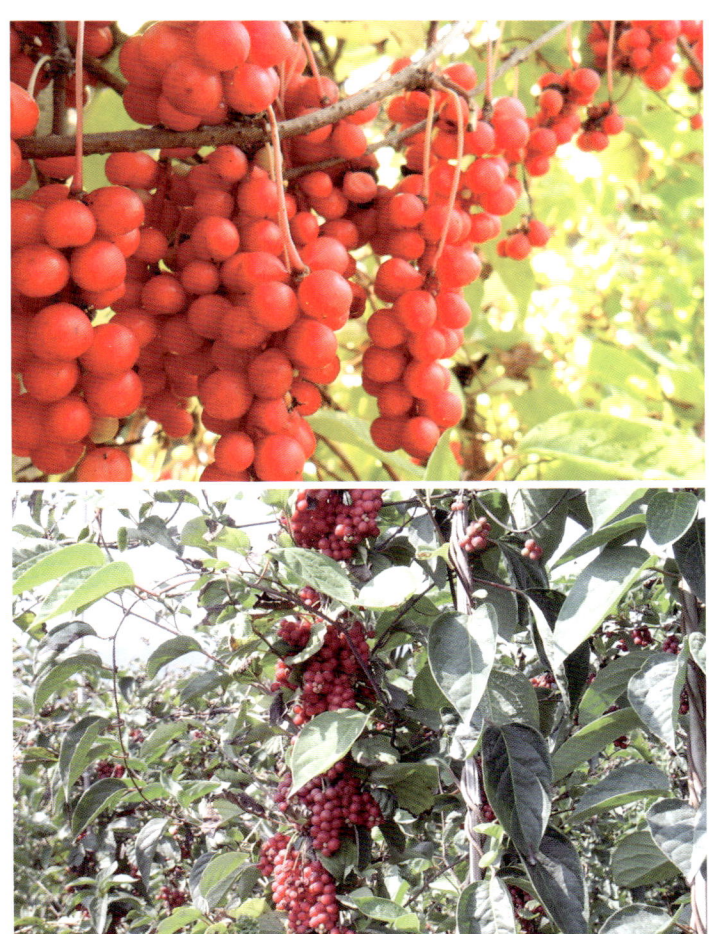

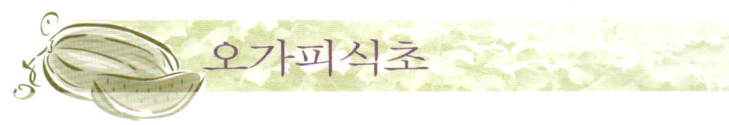

오가피식초

오가피의 효능

오가피는 약성이 따뜻하다. 맛은 맵고 쓰며 독이 없다. 오로九勞 칠상七傷을 보하고, 기운을 더하며 정精을 더한다. 근골을 튼튼하게 하며 정신력을 강하게 한다.

남자의 발기부전과 여자의 음부소양증을 다스리며, 허리뼈가 아픈 것과 양다리가 아프고 저린 것, 관절에 쥐가 나는 것, 하지무력증 등을 고친다. 어린아이가 3살이 되도록 걷지 못할 때 오가피를 달여 먹이면 곧 걸을 수 있게 된다.

오랫동안 복용하면 몸이 가뿐해지고 노화가 억제되는데, 뿌리와 줄기를 끓여서 술을 빚어 복용하면 보익작용을 한다. 또는 끓여서 차 대신 마셔도 좋다.

【재료】 오가피순 1kg, 생수 2ℓ, 흑설탕 1kg, 항아리모시 천, 고무줄
【만드는 법】 1. 순을 항아리에 넣고 흑설탕 시럽물20%, 설탕80%을 붓는다.
2. 1일이 지나면 오가피 잎이 숨이 죽고 설탕시럽이 위까지 올라온다. 3. 100일이 지나고 건더기를 건져내면 된다.

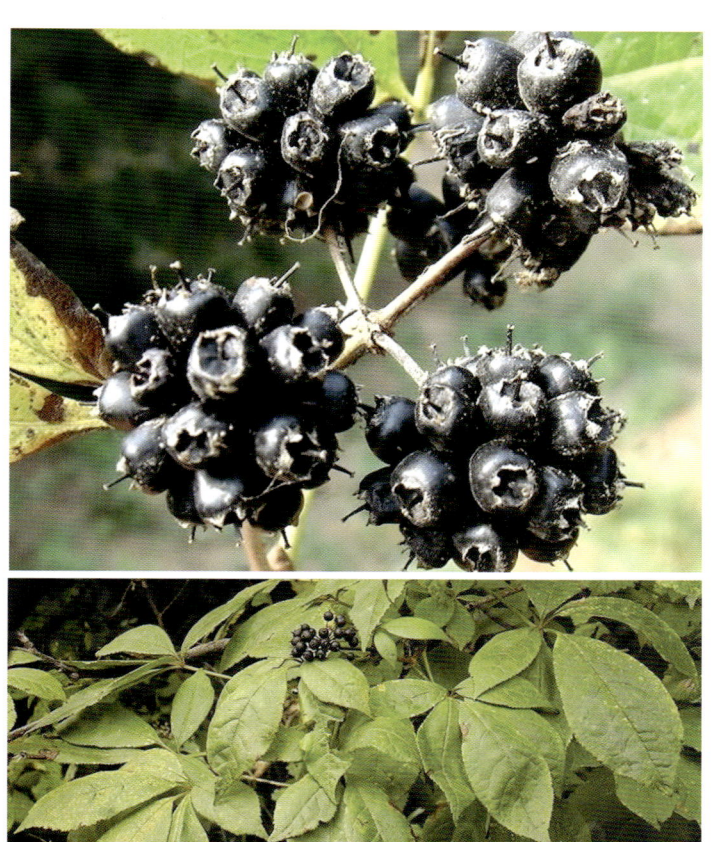

오동자 오동나무 열매 식초

오동자의 효능

오동나무 열매를 오동자, 잎을 오동엽, 꽃을 오동화, 껍질을 오동백피, 뿌리를 오동근이라고 부르며 모두 한약재로 사용되고 있다. 오동자는 콩알만 하고 씹으면 맛이 평하고 달기 때문에 위를 건강하게 하고 기를 원활하게 순환시켜준다.

오동엽은 맛이 쓰고 차기 때문에 풍을 제거하고 수분을 배출시켜 관절과 다양한 통증을 비롯해 고혈압과 외상출혈, 종창에 사용된다. 특히 치질과 아토피성 피부염, 타박상, 벤 상처, 악성종기, 위 신경통, 살충 등에 효과가 좋다. 오동자를 볶아서 커피 대용으로 먹기도 한다.

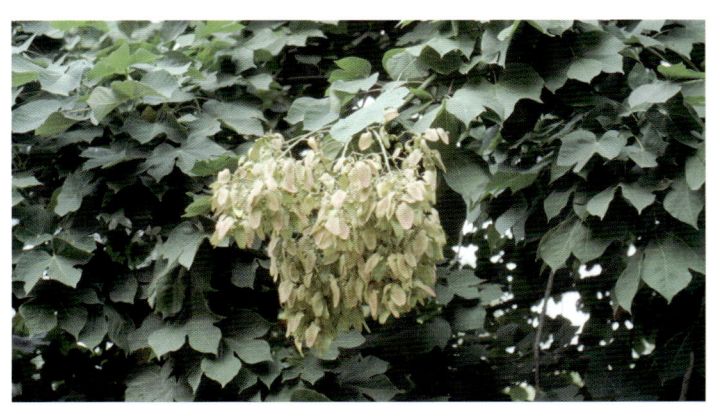

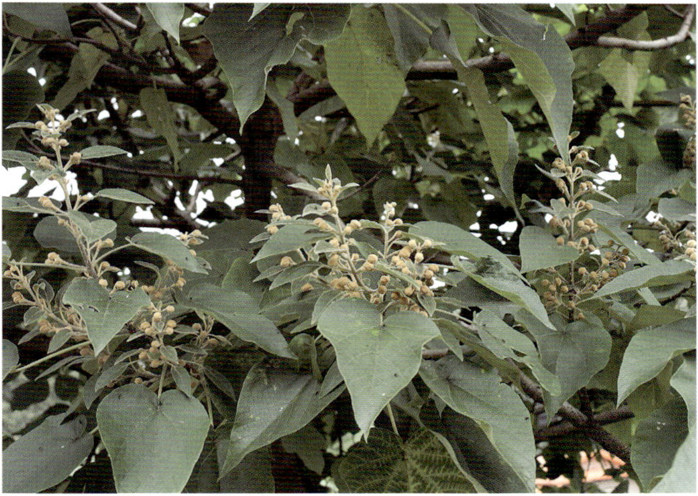

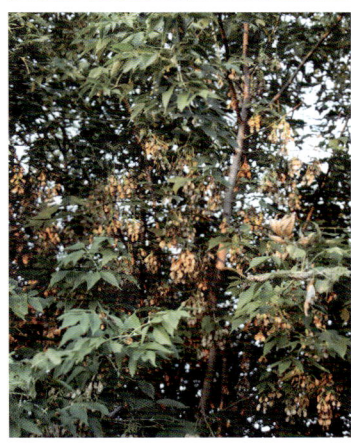

[재료] 오동자효소 1ℓ, 막걸리 1병, 생수 2ℓ, 식초발효 병, 모시천, 고무줄

[만드는 법] 1. 병에 막걸리 1병, 오동자효소 1ℓ, 생수 2ℓ를 붓고 골고루 섞는다. 2. 병의 주둥이를 모시 천으로 덮고 고무줄로 묶는다. 3. 여름에는 3개월, 나머지 계절은 6개월 이상 발효시키면 식초가 된다. 4. 모시 천으로 걸러낸 다음 1년 이상 숙성시키면 천연식초가 된다.

은행식초

은행의 효능

은행나무 열매는 뇌경색, 시력장애, 류머티즘에 좋고 푸른 잎에는 후라보노이드 성분이 들어 있어 모세혈관의 흐름과 혈관을 튼튼하게 만들어 준다. 또한 약해진 혈관벽을 치료하고, 뇌와 내장, 손과 발끝의 말초까지 혈액을 공급한다.

그래서 뇌졸중과 심장병 등의 성인병을 비롯해 노인성 질환, 지방제거, 골연화증예방, 혈액순환촉진, 정력강화, 면역 등에도 효과가 있다.

은행은 백과, 백과엽이라고도 한다.

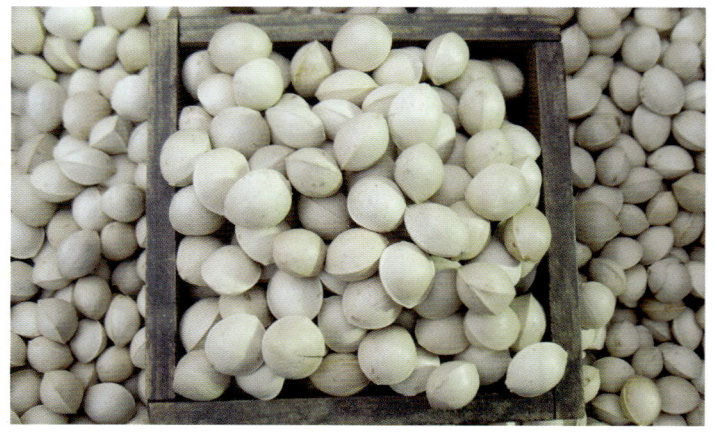

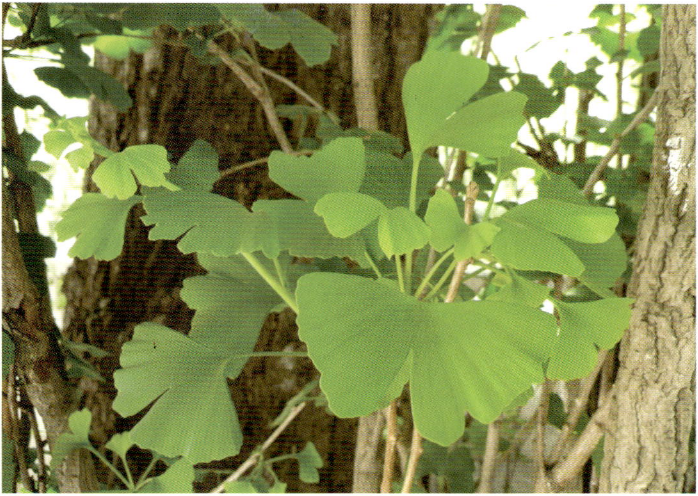

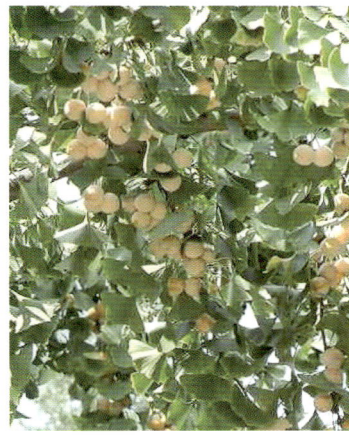

[재료] 은행효소 1 l, 막걸리 1병, 생수 2 l, 식초발효 병, 모시 천, 고무줄

[만드는 법] 1. 병에 막걸리 1병, 은행효소 1 l, 생수 2 l 를 붓고 골고루 섞는다. 2. 병의 주둥이를 모시 천으로 덮고 고무줄로 묶는다. 3. 여름에는 3개월, 나머지 계절은 6개월 이상 발효시키면 식초가 된다. 4. 모시 천으로 걸러낸 다음 1년 이상 숙성시키면 천연식초가 된다.

칡식초

칡의 효능

『동의보감』에 '칡은 성질이 평하고 서늘하며, 맛이 달고 독이 없기 때문에 풍한으로 나타나는 두통을 치료하며 땀구멍을 열어 술독을 체외로 배출시킨다.
입맛을 돋워 소화가 잘 되고 가슴의 열을 제거해주며, 소장을 부드럽게 하고 쇠붙이로 다친 상처를 치료해준다.
허약체질에서 나타나는 갈증을 멈춰주고 숙취나 이로 나타나는 갈증에 매우 좋다. 또한 당뇨소갈도 치료한다' 고 했다.
이밖에 여성 갱년기장애, 우울증, 불면증, 골다공증에도 좋다.
칡뿌리를 갈근이라고도 하며 콩과의 다년생 덩굴식물로 한 해에 길이가 18m까지 자란다.
한방에서 여름에 뿌리와 꽃을 채취해 약으로 사용한다.

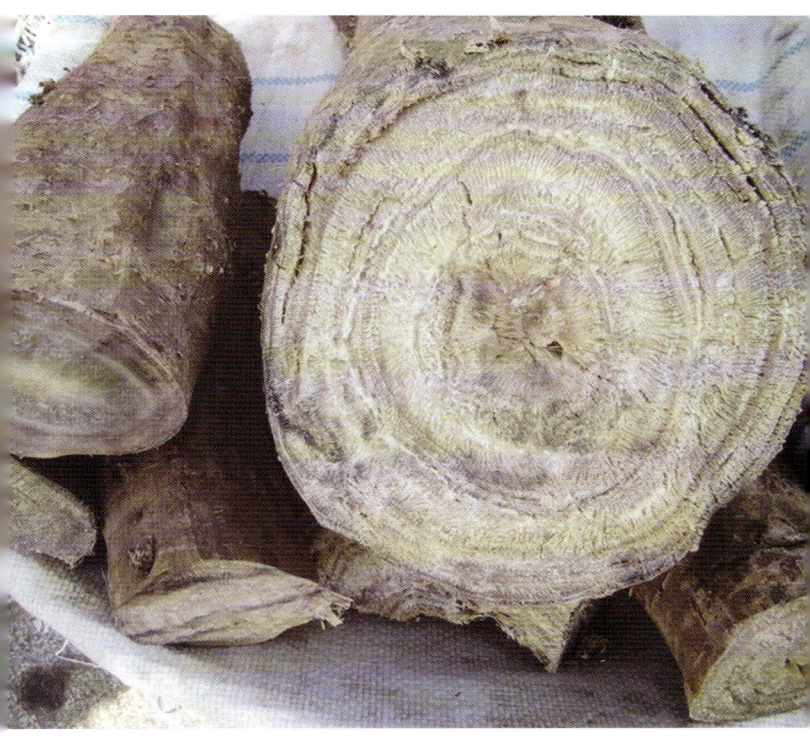

【재료】 칡효소 1 l, 막걸리 1병, 생수 2 l, 식초발효 병, 모시 천, 고무줄

【만드는 법】 1. 병에 막걸리 1병, 칡효소 1 l, 생수 2 l를 붓고 골고루 섞는다. 2. 병의 주둥이를 모시 천으로 덮고 고무줄로 묶는다. 3. 여름에는 3개월, 나머지 계절은 6개월 이상 발효시키면 식초가 된다. 4. 모시 천으로 걸러낸 다음 1년 이상 숙성시키면 천연식초가 된다.

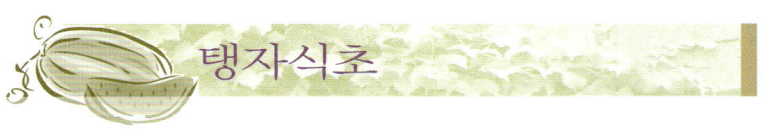
탱자식초

탱자의 효능

탱자는 한방에서 '지실'이라고 하는데, 건위, 소화 작용, 복통을 멈추게 하고 위하수를 치료해준다. 신체에 백진(흰 두드러기)이 생겨 가려움증이 심할 때 탱자술을, 몸에 부기가 심할 때는 어린잎이나 덜 익은 열매를 달여 마시면 가라앉는다.

이밖에 자궁수축작용, 위장운동, 강심, 이뇨, 건위, 거담, 진통, 식중독, 아토피, 변비, 담 등의 치료에 효과가 있다.

탱자는 운향과의 낙엽관목으로 줄기와 가지에 가시가 달려 있다. 향기는 좋지만 날것으로 먹지 못하고 겉에는 털이 많다.

덜 익은 열매를 잘라 말린 것을 지실, 열매 껍질을 말린 것을 지각이라고 하는데, 한약재로 쓰이고 있다.

【재료】 탱자효소 1 l, 막걸리 1병, 생수 2 l, 식초발효 병, 모시 천, 고무줄
【만드는 법】 1. 병에 막걸리 1병, 탱자효소 1 l, 생수 2 l 를 붓고 골고루 섞는다. 2. 병의 주둥이를 모시 천으로 덮고 고무줄로 묶는다. 3. 여름에는 3개월, 나머지 계절은 6개월 이상 발효시키면 식초가 된다. 4. 모시 천으로 걸러낸 다음 1년 이상 숙성시키면 천연식초가 된다.

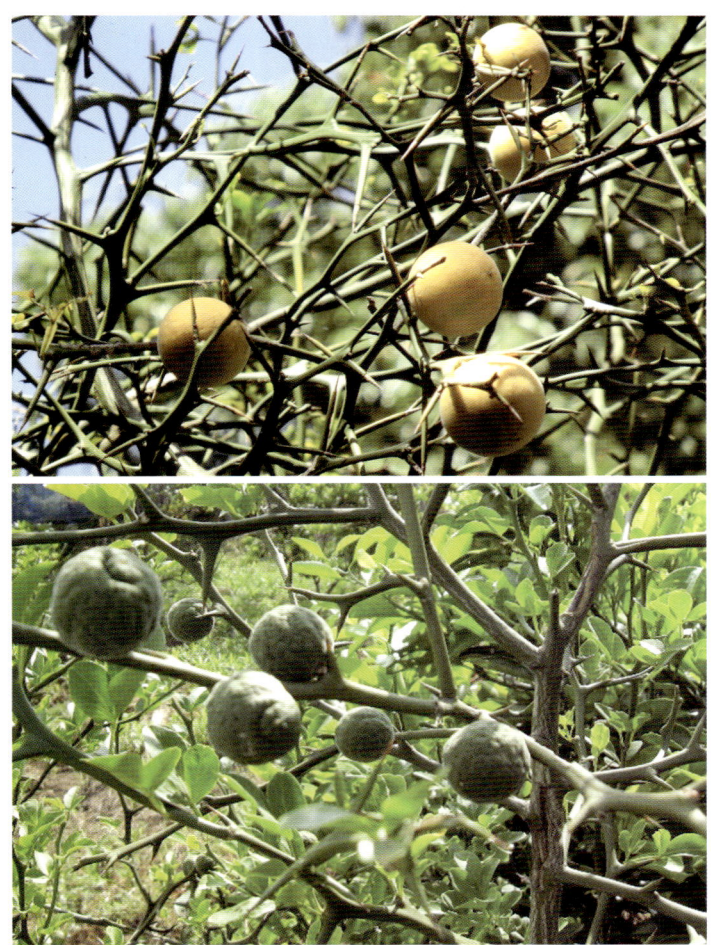

산야초식초 만들기

삽주식초

삽주의 효능

삽주의 뿌리를 백출 또는 창출이라 하며, 맛은 쓰고 달며, 성질은 따뜻하다. 민간에서는 혈압을 낮추는데 사용하기도 하고, 비위가 약하여 밥맛이 없으면서 권태감을 느낄 때, 얼굴색이 황색을 띠면서 대변을 묽게 볼 때 쓰인다. 어린 순은 나물로 무쳐먹는다.

감기 및 위장염, 부종에 효험이 있다. 비장을 튼튼하게 하고 위장을 강하게 하여 설사를 그치게 하고 습을 제거하는가 하면, 소화를 돕고 땀을 그치게 하며, 오목가슴 부위가 몹시 팽팽하게 부른 증세를 치료하고, 토하고 설사하는 것을 치료하며, 허리와 배꼽 사이의 피를 잘 돌게 한다.

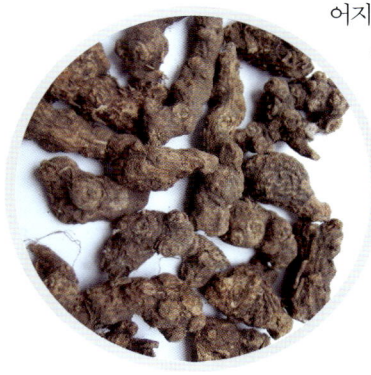

비장, 위장, 뼈와 근육을 튼튼하게 하고, 고혈압, 어지럼증, 소화불량, 종기, 설사, 관절염, 피부를 좋게 하고, 흉통과 복통을 낫게 하며, 땀을 나지 않게 하며, 머리를 검게 하고, 시력을 좋게 하고, 감기 및 두통을 낫게 하며, 혈액순환에 좋다

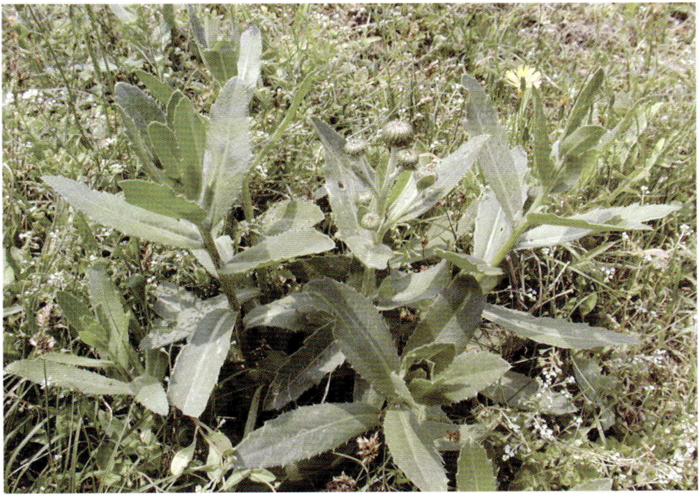

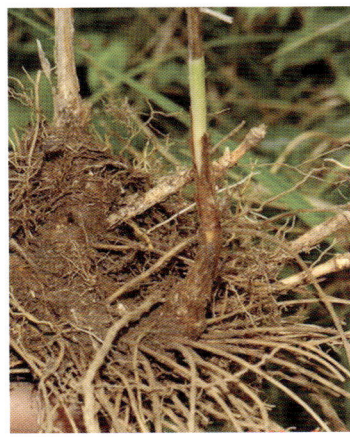

[재료] 삽주효소 1 l, 막걸리 1병, 생수 2 l, 식초발효 병, 모시 천, 고무줄

[만드는 법] 1. 병에 막걸리 1병, 삽주효소 1 l, 생수 2 l를 붓고 골고루 섞는다. 2. 병의 주둥이를 모시 천으로 덮고 고무줄로 묶는다. 3. 여름에는 3개월, 나머지 계절은 6개월 이상 발효시키면 식초가 된다. 4. 모시 천으로 걸러낸 다음 1년 이상 숙성시키면 천연식초가 된다.

돼지감자식초

돼지감자의 효능

돼지감자의 경우, 칼로리가 매우 적으며 소화가 잘 안되기 때문에 흡수율 또한 낮다.

그 때문에 돼지감자의 섭취를 많이 한다고 해도 혈당이 높아지거나 하지 않아 당뇨에 좋은 것이다.

또한 돼지감자의 이눌린 성분은 인슐린을 정상치로 유지하는데 유효한 성분이어서 오래 전부터 당뇨병에 돼지감자를 꾸준히 사용하였다.

돼지감자의 식이섬유 함유율은 매우 높은 편으로 장내의 유산균을 증식시키는 역할까지 하기 때문에 변비에 특효다.

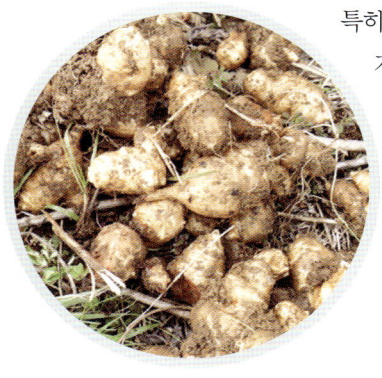

특히 다이어트를 할 때 나타나는 변비가 만성이 되는 것을 돼지감자의 섭취를 통해 예방할 수 있으며 대사를 촉진시켜 주어 장운동을 좋게 하는 기능도 돼지감자의 기능에 포함되어 있어 좋다.

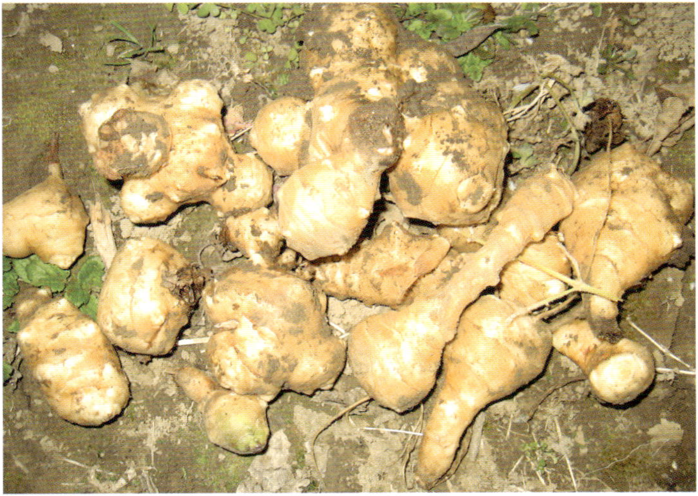

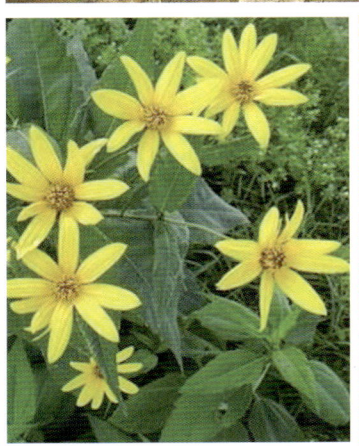

[재료] 돼지감자효소 1 l, 막걸리 1병, 생수 2 l, 식초발효 병, 모시천, 고무줄

[만드는 법] 1. 병에 막걸리 1병, 돼지감자효소 1 l, 생수 2 l를 붓고 골고루 섞는다. 2. 주둥이를 모시 천으로 덮고 고무줄로 묶는다. 3. 여름에는 3개월, 나머지 계절은 6개월 이상 발효시키면 식초가 된다. 4. 모시 천으로 걸러낸 다음 1년 이상 숙성시키면 천연식초가 된다.

구기자식초

구기자의 효능

구기자는 간 기능이 허약하거나, 간세포 내의 지방 침착을 억제하여 간세포의 신생을 촉진한다. 지방간, 간염 등과 같은 질환 등으로 늘 피곤하고 성욕이 일어나지 않을 때, 노화로 인해 정기가 쇠한 경우 등에 효능이 뛰어나다. 구기자의 중요한 유효성분은 다당으로, 이는 백혈구의 수를 증가시켜 면역력을 강화하는데 탁월한 효능이 있다. 특히 노년층에게는 뇌기능과 체력을 보하는 데 도움을 주고 구기자에 함유된 베타인은 콜레스테롤을 줄이고, 눈을 밝게 하고, 피로를 빨리 회복시킨다. 베타인 성분은 지방간의 주 치료제로 실제로 쓰이는 성분이다.

【재료】 구기자효소 1ℓ, 막걸리 1병, 생수 2ℓ, 식초발효 병, 모시 천, 고무줄
【만드는 법】 1. 병에 막걸리 1병, 구기자효소 1ℓ, 생수 2ℓ를 붓고 골고루 섞는다. 2. 병의 주둥이를 모시 천으로 덮고 고무줄로 묶는다. 3. 여름에는 3개월, 나머지 계절은 6개월 이상 발효시키면 식초가 된다. 4. 모시 천으로 걸러낸 다음 1년 이상 숙성시키면 천연식초가 된다.

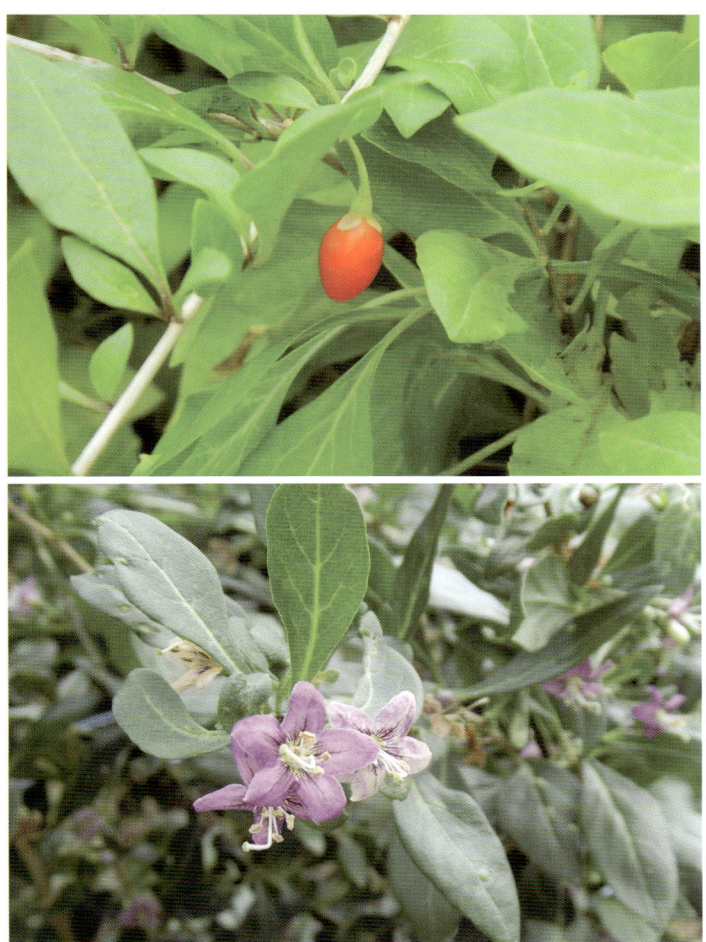

산야초식초 만들기 | 193

제비꽃식초

제비꽃의 효능

제비꽃은 맛이 쓰고 성질이 차기 때문에 열을 내리고 독을 제거하며, 균을 죽이고 가래를 삭이며, 불면증과 변비에도 효능이 좋다. 특히 생손가락을 앓을 때 꽃을 짓이겨 붙이면 씻은 듯이 낫는다. 심경과 간경에 주로 작용하며, 열을 내리고 독성을 제거한다.

이밖에 태독, 유방염 등의 부인병과 중풍, 이질, 설사, 진통, 인후염, 황달, 뱀에 물린 곳을 치료한다. 또한 발육촉진제, 간장기능촉진제, 간염, 황달, 충혈, 소변불리, 붓기, 임파선염, 종기 등에도 좋다.

자화지정이라고도 하며 진한 자주색 꽃은 4~5월경에 피고 열매는 삭과로 7월경에 익는다. 어린순은 나물로 먹는다.

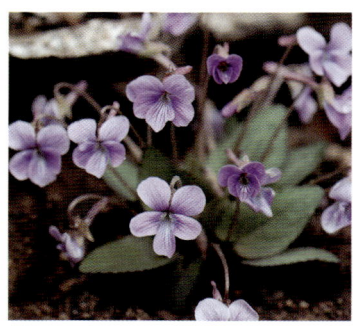
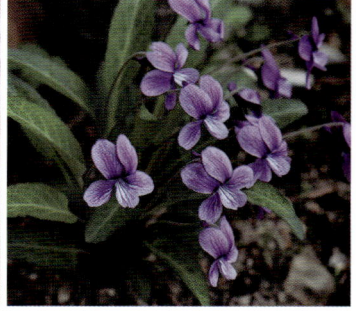

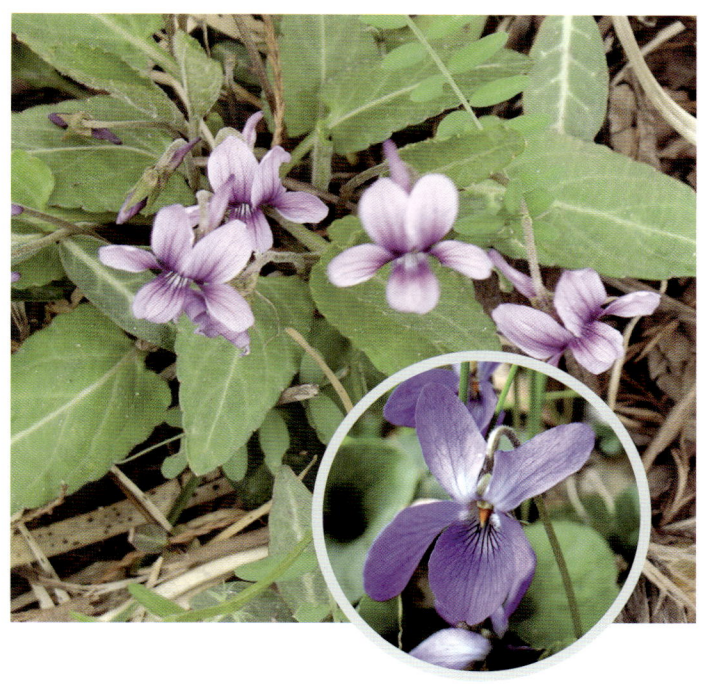

【재료】 제비꽃효소 1ℓ, 막걸리 1병, 생수 2ℓ, 식초발효 병, 모시 천, 고무줄

【만드는 법】 1. 병에 막걸리 1병, 제비꽃효소 1ℓ, 생수 2ℓ를 붓고 골고루 섞는다. 2. 병의 주둥이를 모시 천으로 덮고 고무줄로 묶는다. 3. 여름에는 3개월, 나머지 계절은 6개월 이상 발효시키면 식초가 된다. 4. 모시 천으로 걸러낸 다음 1년 이상 숙성시키면 천연식초가 된다.

번행초식초

번행초의 효능

『동의보감0127에 '번행초는 맛이 달고 약간 매우며 성질이 평하기 때문에 해열과 해독을 다스리고 부종을 내리는 효능을 가지고 있다. 그래서 장염, 패혈증, 정창홍조, 풍열을 치료한다'고 적혀 있다.

비타민 A, B2 등이 풍부하며 위암에 특효약으로 알려져 있다. 잎과 줄기를 그늘에서 말려 보관했다가 차로 오래 마시면 소화불량, 숙취로 나타나는 메스꺼움, 위염 등을 예방하거나 치료한다. 이밖에 축농증, 체질개선, 위장보호, 통증 위궤양, 위암, 십이지장궤양, 스트레스성궤양의 의한 통증 완화, 해독, 소화불량, 각종 위장병, 빈혈, 식용증진, 자양강장 등에도 좋다.

바닷가에서 자라며 재배도 한다.

[재료] 번행초효소 1ℓ, 막걸리 1병, 생수 2ℓ, 식초발효 병, 모시 천, 고무줄

[만드는 법] 1. 병에 막걸리 1병, 삽주효소 1ℓ, 생수 2ℓ를 붓고 골고루 섞는다. 2. 병의 주둥이를 모시 천으로 덮고 고무줄로 묶는다. 3. 여름에는 3개월, 나머지 계절은 6개월 이상 발효시키면 식초가 된다. 4. 모시 천으로 걸러낸 다음 1년 이상 숙성시키면 천연식초가 된다.

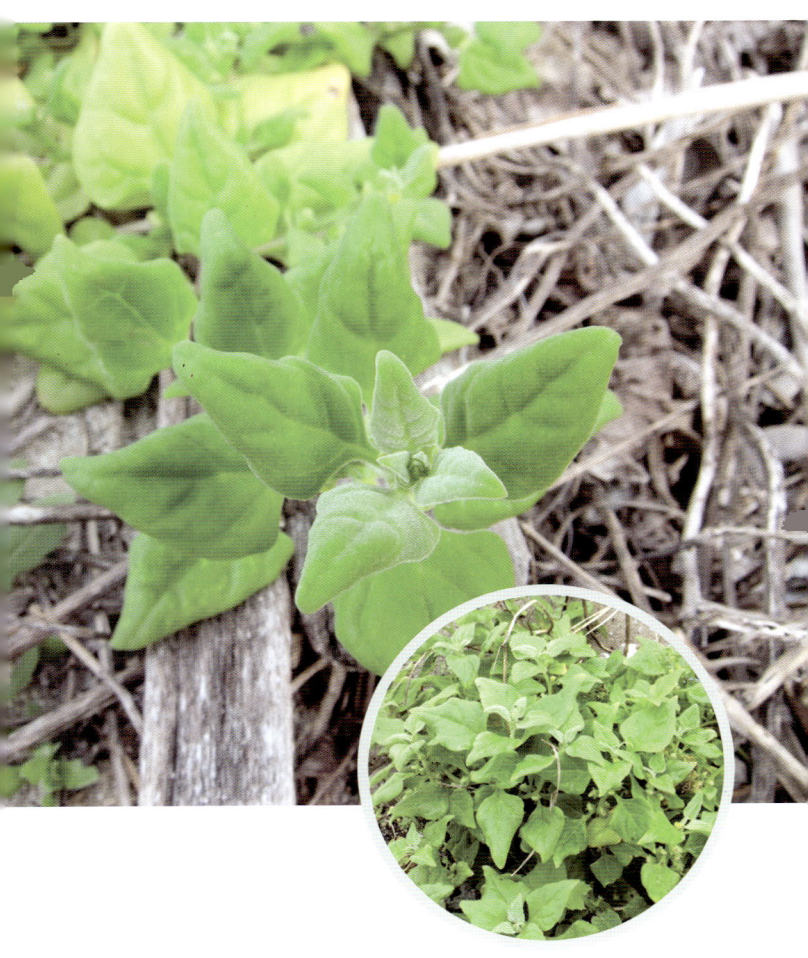

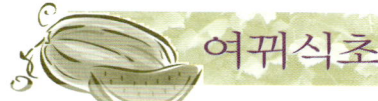
여뀌식초

여뀌의 효능

여뀌는 어혈을 풀어주고 백혈병을 치료해준다. 여뀌 잎은 대소장의 나쁜 기운을 제거하고 속을 편안하게 해준다.

피로회복에는 여뀌를 달여서 복용하면 좋다.

여뀌씨를 요실이라고 하는데, 맛이 맵고 성질이 차가우며 독이 없기 때문에 신의 나쁜 기운을 제거하고 눈을 밝게 하며 습기를 내린다.

치료는 옹종, 창양을 치료한다. 뿌리는 자궁출혈, 치질출혈, 내출혈 등에, 잎과 줄기는 항균작용, 혈압강하 등에 사용된다.

신채라고도 하며 열매는 조그만 점들이 찍혀 있고 어린순은 나물로 식용한다. 가을에 말린 뿌리를 수료라고 하는데, 한방약재로 사용된다.

잎과 줄기를 짓이겨 물에 풀면 물고기가 잡힌다.

【재료】 여뀌효소 1 l, 막걸리 1병, 생수 2 l, 식초발효 병, 모시 천, 고무줄
【만드는 법】 1. 병에 막걸리 1병, 여뀌효소 1 l, 생수 2 l 를 붓고 골고루 섞는다. 2. 병의 주둥이를 모시 천으로 덮고 고무줄로 묶는다. 3. 여름에는 3개월, 나머지 계절은 6개월 이상 발효시키면 식초가 된다. 4. 모시 천으로 걸러낸 다음 1년 이상 숙성시키면 천연식초가 된다.

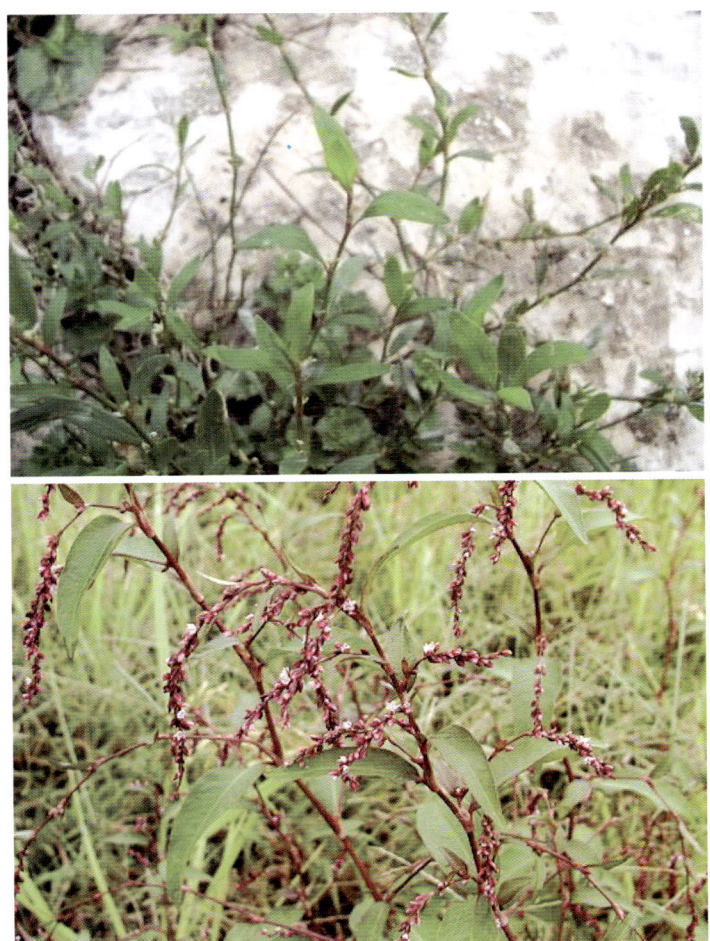

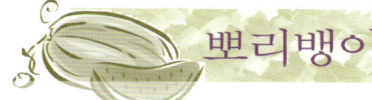
뽀리뱅이식초

뽀리뱅이의 효능

『본초강목』에 '뽀리뱅이는 맛이 달고 쓰며 성질이 서늘하고 독이 없다'고 적혀 있다. 열을 내리고 해독하면서 부기를 완화시키며 통증을 가라앉힌다. 따라서 감기, 인후통증, 유선염, 결막염, 창절, 요도감염, 풍습, 관절염을 치료한다.

민간요법으로 말린 줄기를 달여 먹으면 감기 인후통과 열이 날 때, 간이 나쁠 때, 눈의 염증, 뼈마디가 쑤시고 아플 때 좋다. 『중국본초도록』에 '맛이 쓰고 성질이 서늘해 청열과 해독, 소종을 작용해 인통, 유선염, 창절 등을 치료한다'고 적혀 있다. 황암채, 황화채라고도 하며 국화과의 두해살이풀로 한국이 원산지이다.

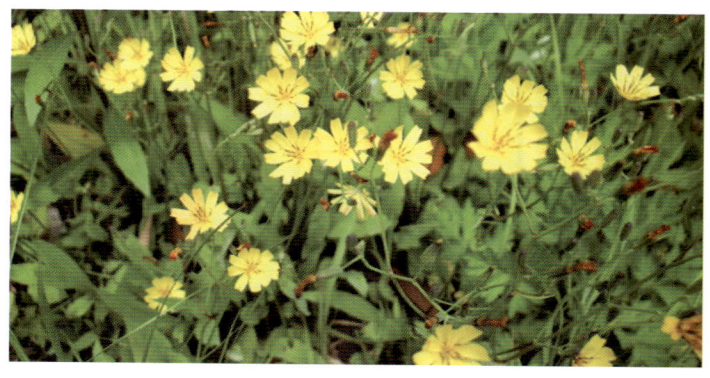

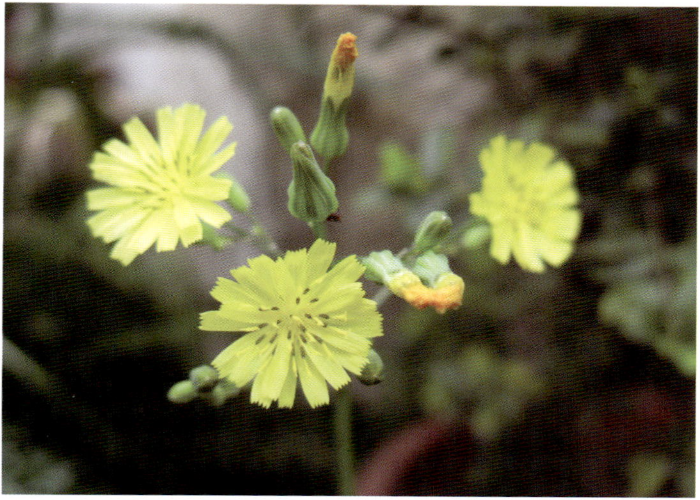

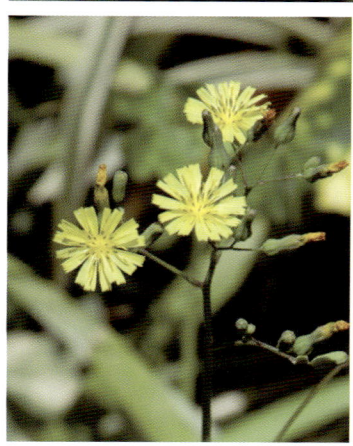

【재료】 뽀리뺑이효소 1 l, 막걸리 1병, 생수 2 l, 식초발효 병, 모시 천, 고무줄

【만드는 법】 1. 병에 막걸리 1병, 삽주효소 1 l, 생수 2 l 를 붓고 골고루 섞는다. 2. 병의 주둥이를 모시 천으로 덮고 고무줄로 묶는다. 3. 여름에는 3개월, 나머지 계절은 6개월 이상 발효시키면 식초가 된다. 4. 모시 천으로 걸러낸 다음 1년 이상 숙성시키면 천연식초가 된다.

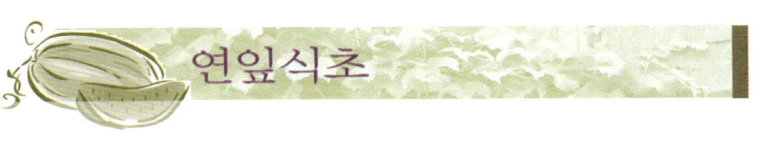

연잎식초

연잎의 효능

약의학자 신재용 박사의 저서 『우리 약초로 지키는 생활한방』에는 '연잎은 더위를 풀고 체내의 불필요한 습기를 제거하며 지혈작용을 하며 여름철 설사, 부종, 각종 출혈, 산후출혈과다에 따른 어지럼증, 만성 자궁염, 대하증, 몽정, 야뇨증에 좋다.

또 항균작용과 혈압강하작용을 하며, 위장을 튼튼하게 한다'고 적혀 있다. 잎대 혹은 꽃대는 조한(취침중 땀을 흘리는 병증), 만성쇠약성 장염, 장출혈 등에 좋다.

잎꼭지를 달여 마시거나 가루로 만들어 먹으면 임신부의 태아를 안정시키며 설사에도 좋은 효과가 있다.

지갈止渴, 갈증을 그치게 함, 낙포落胞, 태반을 떨어지게 함, 양독梁毒, 기름진 음식을 먹은 독을 죽이고 혈창복통血脹腹痛, 어혈로 배가 아픈 증세 등을 주치한다.

【재료】 연잎효소 1 *l*, 막걸리 1병, 생수 2 *l*, 식초발효 병, 모시 천, 고무줄
【만드는 법】 1. 병에 막걸리 1병, 연잎효소 1 *l*, 생수 2 *l* 를 붓고 골고루 섞는다. 2. 병의 주둥이를 모시 천으로 덮고 고무줄로 묶는다. 3. 여름에는 3개월, 나머지 계절은 6개월 이상 발효시키면 식초가 된다. 4. 모시 천으로 걸러낸 다음 1년 이상 숙성시키면 천연식초가 된다.

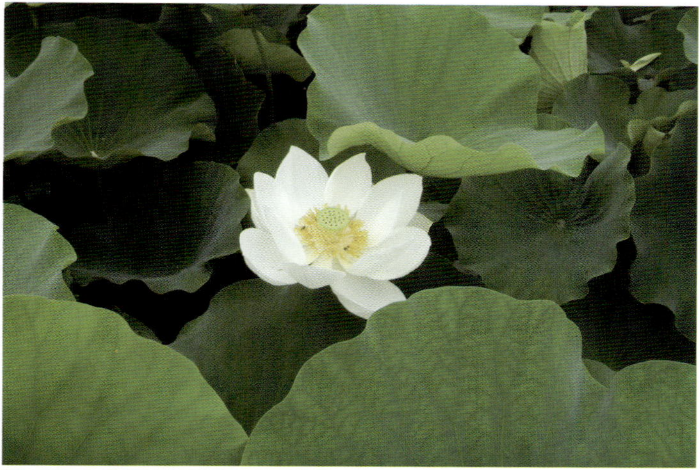

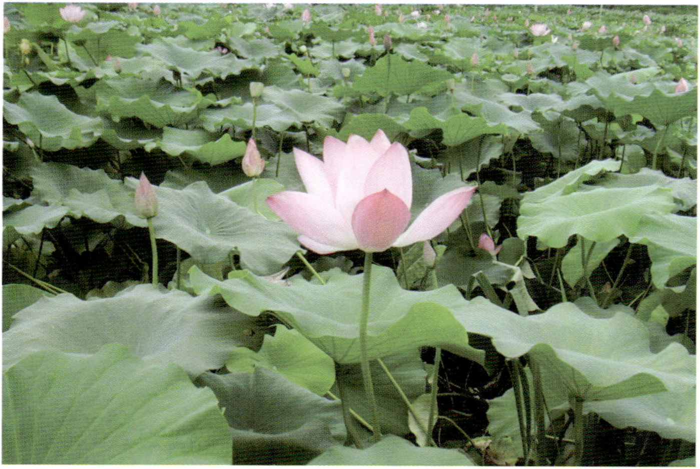

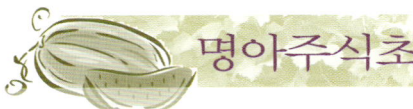

명아주식초

명아주의 효능

명아주에는 로이신, 베타인, 트리고넬린 등의 아미노산, 팔미틴산, 올레이산, 리놀산 등과 함께 비타민 A, B, C가 들어 있다.

독충에 물렸을 때 생잎을 찧어 붙이면 해독되고, 고혈압, 대장염, 설사 등에 효과가 좋으며, 어린순은 높은 콜레스테롤수치를 낮추고 다이어트에 효과가 있다. 생잎 달인 물을 마시면 치아통증을 완화시킨다.

말린 명아주 잎과 다시마를 각각 바싹하게 구워서 같은 분량으로 섞어서 잇몸에 마사지하면 치조농로가 제거된다.

많이 섭취하면 몸이 붓기 때문에 주의해야 한다.

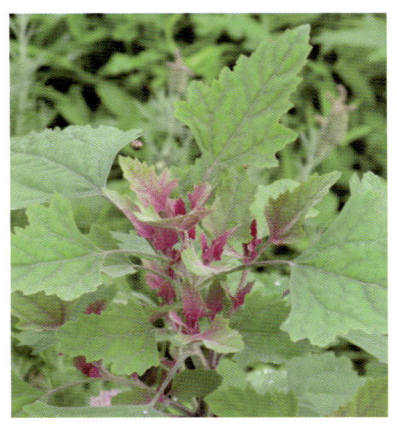

노인들이 주로 사용하는 명아주 줄기로 만든 지팡이를 '청려장'이라고 불렀다. 중국에서는 명아주를 '홍심리'라고 하는데, 가을 명아주잎이 붉은 심장처럼 생겼다고 해서 붙여진 이름이다. 중국 사람들은 명아주 줄기로 침대를 만들어 사용하기도 했다.

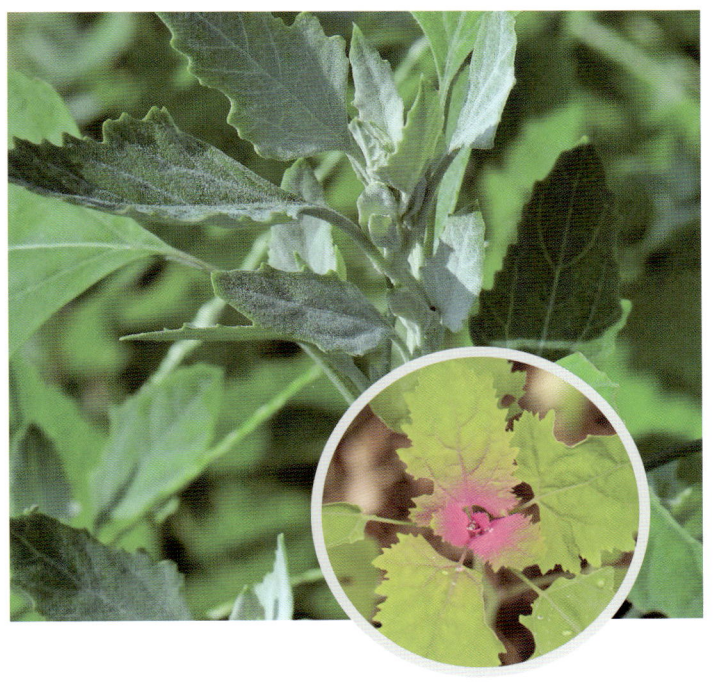

【재료】 명아주효소 1 l , 막걸리 1병, 생수 3 l , 식초발효 병, 모시 천, 고무줄

【만드는 법】 1. 병에 막걸리 1병, 명아주효소 1 l , 생수 2 l 를 붓고 골고루 섞는다. 2. 병의 주둥이를 모시 천으로 덮고 고무줄로 묶는다. 3. 여름에는 3개월, 나머지 계절은 6개월 이상 발효시키면 식초가 된다. 4. 모시 천으로 걸러낸 다음 1년 이상 숙성시키면 천연식초가 된다.

부록

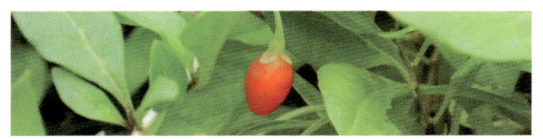

효소발효액

✚ 효소의 작용

- **소화 및 흡수 작용** 음식물이 입 속에서 침과 함께 위 속에 들어오면 레닌이나 염산 등으로 소화 효소로 잘게 부수고 십이지장에서 담즙인 산성 소화액과 알칼리성 소화액인 인슐린의 작용으로 소장에서 흡수되어 영양을 공급한다.

- **분해 및 배출 작용** 혈관 속에 섞인 이물질, 세포에 쌓인 이물질, 신장 사구체에 쌓인 이물질, 몸 안에 쌓인 노폐물과 독소를 분해하여 몸 밖으로 배출한다.

- **항염 및 항균 작용** 환부에 생긴 고름이나 종기 제거, 백혈구의 식균 작용을 강화시켜 세균을 퇴치한다.

- **혈액 정화 작용** 혈액이 잘 순환될 수 있도록 혈관 속 노폐물을 제거하고 퇴적물을 배출한다.

- **세포 부활 작용** 세포의 재생과 대사의 기능을 활성화시킨다.

- **약리 작용** 항암 작용 · 항염 작용 · 항균 작용 외

✚ 효소를 만드는 방법

- **준비물**
  산야초 · 황설탕 · 죽염 또는 구운 소금 · 대야 · 항아리 · 눌림 돌 · 한지 · 저울 · 도마 · 칼 · 고무줄 · 볼펜

누구나 손쉽게 효소를 만들 수 있다. 재료에 맞게 황설탕 · 올리고당 · 조청 · 꿀을 선택하여 항아리에 넣고 입구를 한지로 봉해 두기만 하면 된다. 재료에 설탕을 재어 두면 삼투압 작용(滲透壓作用 : 식물의 재료에 설탕을 재어 두면 삼투압 작용에 의해 혈액과 같은 수액이 먼저 빠져 나온다.)으로 재료의 고유한 성분이 수액으로 빠져 나오고 미생물에 의해 당이 분해되면서 발효가 되면서 여러 가지 화학 작용을 거쳐 약용 식물 부위의 고유한 맛과 향을 그대로 먹을 수 있다.

발효가 되지 않으면 뚜껑을 열면 샴페인처럼 '펑' 하고 효소액이 솟아오를 때는 일정 기간 숙성을 더 시켜야 한다. 발효가 잘 되면 향긋한 냄새가 나지만, 안 되면 풋내가 난다. 발효된 효소는 그대로 먹어도 되지만, 약초를 달인 후 밀봉한 상태에서는 유효 기간 동안 두어도 되지만 개봉을 한 후에는 바로 상하기 때문에 끓여서 먹어야 한다.

▶ 만드는 방법

- 신선한 산야초나 약초를 채취하여 물로 깨끗이 씻고 물기를 뺀 다음 열매 작은 것은 그대로, 큰 것은 깍두기 크기로 자른다. 산야초에 수분이 많고 연한 것은 크게 썰고, 수분이 적은 솔잎 · 잣잎 등은 그대로 넣고 단단한 것은 잘게 썬다.
- 산야초 부위별로 황설탕의 비율을 함량에 따라 넣고 골고루 섞는다.
- 골고루 섞은 산야초를 항아리에 담는다.
- 재료에 맞게 황설탕이나 황설탕으로 만든 시럽을 붓거나 배를 썰어서 넣는다.
- 산야초를 항아리에 담은 후 윗면에 황설탕을 골고루 뿌린 후 그 위에 구운 죽염이나 고운 소금을 한 줌 뿌린다. (산야초에 섞은 황설탕 함량의 0.2%)
- 공기가 약간 통할 수 있도록 산야초를 담은 항아리 덮개를 한지로 하고 만든 날짜 등을 기록한다. (효소 이름 · 연월일 · 황설탕 양 등)
- 햇볕이 들지 않는 어두운 곳에 보관하고 산야초의 재료에 따라 수시로 뒤집어 준다.

삼지구엽초 (매자나무과)

· **학명** : Epimedium koreanum Nakai
· **한약명** : 음양곽(淫羊藿)   · **다른 이름** : 강전 · 천양금 · 선영피 · 폐경초 · 삼지초 · 선령비

▶ 채취
1. 꽃 · 전초 · 줄기 · 뿌리.
2. 봄에 전초를 뜯어 그늘에, 여름~가을 사이에 열매 · 줄기 · 뿌리를 채취하여 햇볕에 말려서 쓴다.

▶ 효소 만들기
봄~여름에 전초를 따서 항아리에 넣고 황설탕으로 만든 시럽이나 황설탕 50%를 넣고 밀봉하여 100일 동안 발효시킨 후에 3개월~1년 이상 숙성시킨 후 효소1에 생수5를 희석해서 먹는다.

▶ 식용
1. 봄에 부드러운 잎을 생으로 먹거나 나물 · 튀김 · 쌈으로 먹는다.
2. 닭을 삶을 때 잎을 몇 개를 넣으면 냄새가 사라진다.

▶ 이용 및 효능
1. **한방**에서 뿌리 줄기를 말린 것을 하포목단근이라 부른다. 약성은 견근 · 익골 · 지력에 좋기 때문에 주로 '보기조양약'으로 쓰고 다른 약재와 처방한다.
2. 정력 강화 · 자양 강장 · 중풍 · 반신 불수 · 신체 허약 · 불임 · 음위.

▶ 약리 작용 _ 정액 분비 촉진 · 혈압 강하 · 말초 혈관 확장.

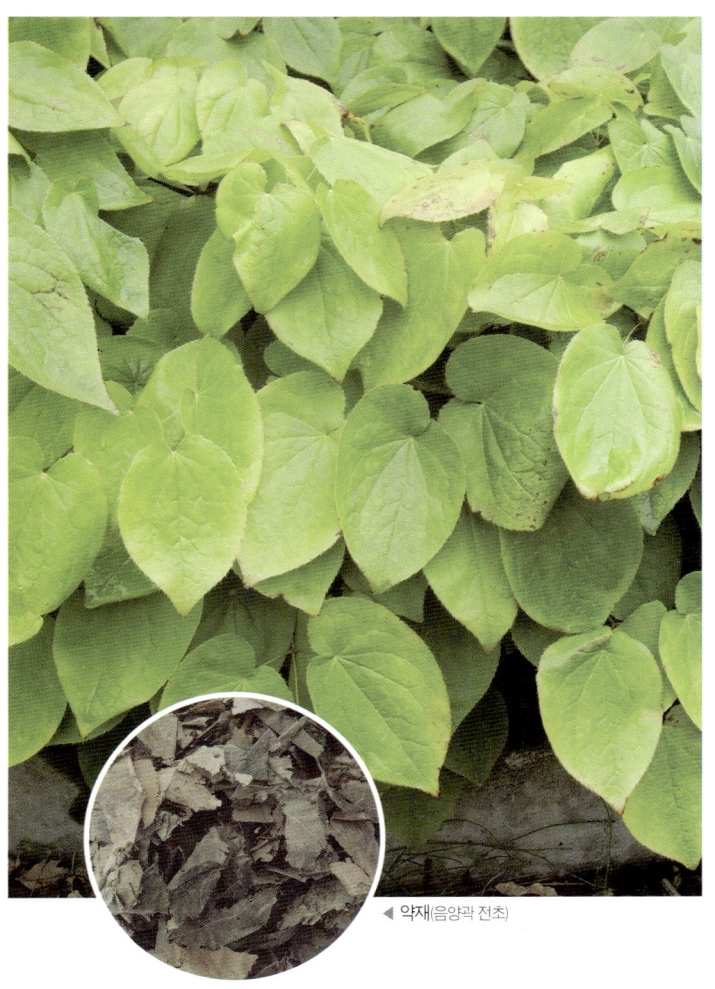

◀ **약재**(음양곽 전초)

애기똥풀 (양귀비과)

- **학명** : Chelidonium majusL. var. asiaticum (Hara) Ohw
- **한약명** : 백굴채(白屈菜)
- **다른 이름** : 소야 · 단장초 · 지황련 · 토황련 · 카치다리 · 기황련 · 젖풀 · 우금화

▶ 채취
1. 전초, 뿌리.
2. 봄에 꽃이 피기 전에 채취하여 그늘에, 뿌리는 여름에 캐서 햇볕에 말려서 쓴다.

▶ 효소 만들기
봄에 전초를 채취하여 물로 씻고 물기를 뺀 다음 항아리에 넣고 황설탕으로 만든 시럽이나 황설탕 50%를 넣고 밀봉하여 100일 동안 발효시킨 후 3개월~1년 이상 숙성시킨 후 효소 1에 생수 5를 희석해서 먹는다.

▶ 식용
봄에 어린잎을 따서 물에 담가 독성을 충분히 제거한 후에 끓는 물에 살짝 데쳐서 나물로 무쳐 먹는다.

▶ 이용 및 효능
1. **한방**에서 전초를 백굴채, 뿌리를 백굴채근이라 부른다. 위를 다스리는 데 다른 약재와 처방한다.
2. **민간**에서 전초를 짓찧어 뱀, 독충, 벌레에 물렸을 때, 옴이나 종기가 났을 때, 옻에 올랐을 때 환부에 바른다.

▶ 약리 작용 _ 진경 작용 · 진통 작용 · 항균 작용.

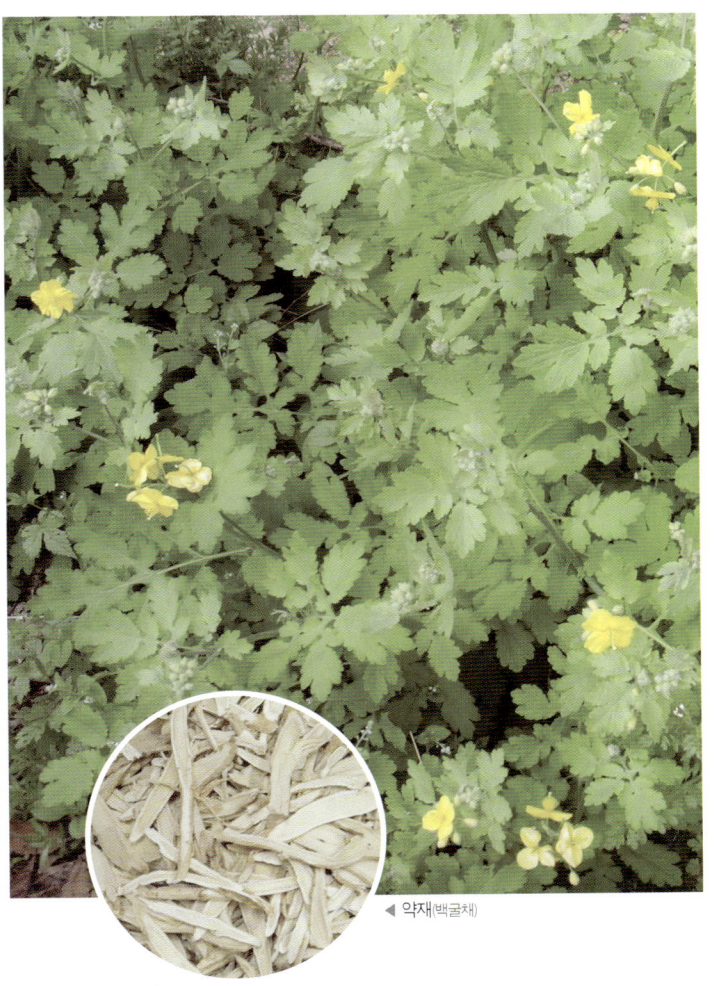

◀ 약재(백굴채)

개미취 (국화과)

- **학명** : Aster tataricus L. fil.
- **한약명** : 자원(紫苑)
- **다른 이름** : 자완 · 산백채 · 자원

▶ 채취
1. 전초 · 뿌리 · 뿌리줄기.
2. 가을에 뿌리를 캐어 햇볕에 말려서 쓴다.

▶ 효소 만들기

봄에 전초를 채취하여 항아리에 넣고 황설탕으로 만든 시럽이나 황설탕 30%를 넣고 밀봉하여 100일 후에 동안 발효시킨 시킨 후에 3개월~1년 이상 숙성시킨 후에 효소1에 생수5를 희석해서 먹는다.

▶ 식용 및 자원탕 만들기
1. 봄에 어린잎과 순을 뜯어 쌈으로 먹거나 끓은 물에 살짝 데쳐서 나물 무침으로 먹는다. 전초를 뜯어 그늘에 말려서 묵나물로 먹는다.
2. 자원말린 개미취 전초+천문동+길경이+행인+상백피+감초를 배합해서 약한 불로 끓여 자원탕을 만든다.

▶ 이용 및 효능
1. **한방**에서 자원이라 부른다. 폐 질환을 다스리는 데 다른 약재와 처방한다.
2. 토혈 · 이뇨 · 해수 · 천식 · 진해 · 거담 · 소변 불통.

▶ **약리 작용** _ 항암 작용 · 이뇨 작용 · 항균 작용.

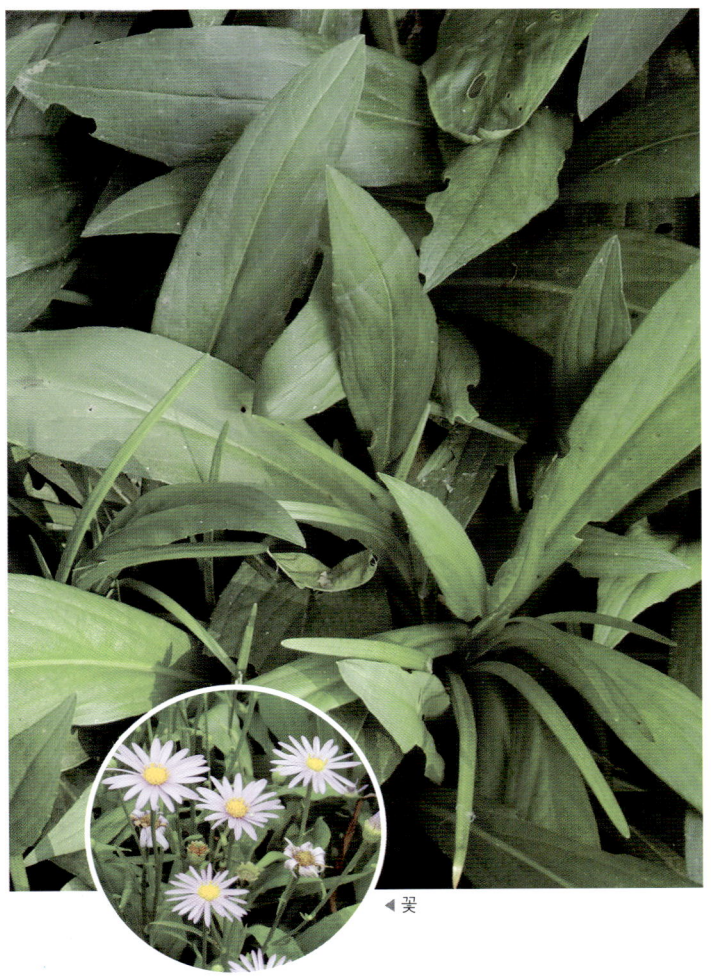

◀ 꽃

차즈기 (꿀풀과)

- **학명**: Perilla frutescens(L.) Britton var. acuta Kudo
- **한약명**: 자소엽(紫蘇葉)
- **다른 이름**: 차조기 · 자소 · 적소 · 향소 · 홍자소 · 소엽 · 자자 · 자소경

▶ 채취
1. 잎 · 종자 · 줄기.
2. 가을에 잎과 열매를 채취하여 그늘에 말려서 쓴다.

▶ 효소 만들기
봄에 잎을 채취하여 항아리에 넣고 황설탕으로 만든 시럽이나 황설탕 30%를 넣고 밀봉하여 100일 동안 발효시킨 후에 3개월~3년 동안 숙성시킨 후에 효소1에 생수5를 희석하여 먹는다.

▶ 식용 및 장아찌 만들기
1. 봄~여름에 부드러운 잎을 뜯어 쌈 · 비빔밥 · 튀김 · 부각으로 먹는다.
2. 봄에 잎을 뜯어 깻잎처럼 양념에 재어 1개월 후에 먹는다.

▶ 이용 및 효능
1. 한방에서 자소엽이라 부른다. 폐질환을 다스리는 데 다른 약재와 처방한다.
2. 민간에서 노화 방지를 위해 인동꽃 5g+ 전초10g을 달여서 먹었다.
3. 노화 방지, 잎건위 · 오한 발열 · 해수 · 구토 · 종자해수 · 호흡 곤란 · 변비 · 윤폐.

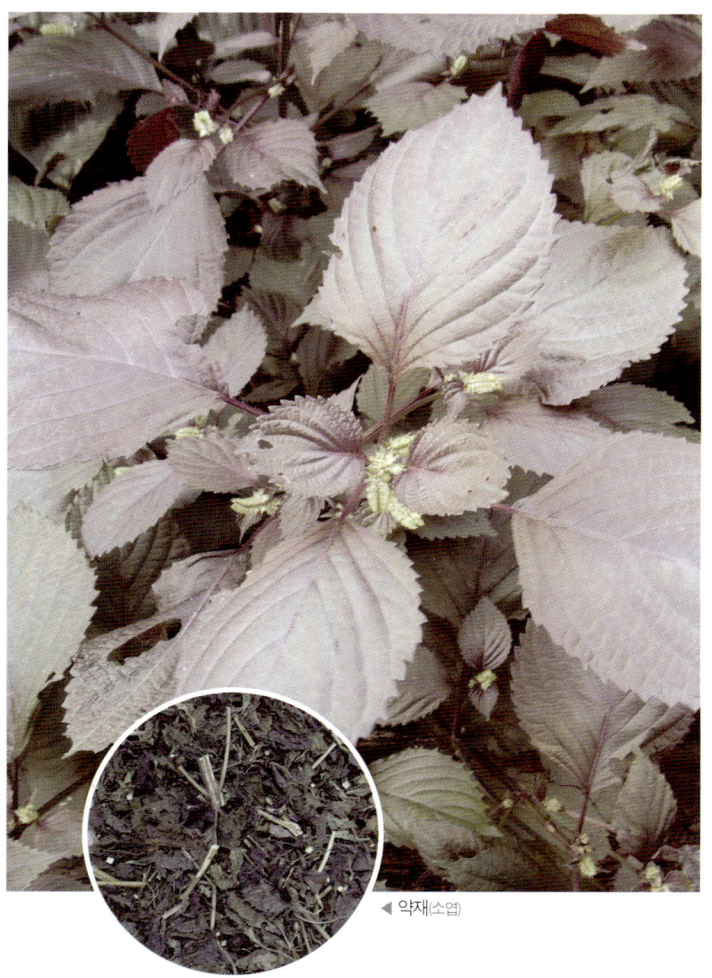

◀ 약재(소엽)

인동덩굴(인동과)

· **학명**: Lonicera japonica Thunb
· **한약명**: 금은화(金銀花)   · **다른 이름**: 인동 · 은화 · 금화 · 이화 · 은화자 · 인동 등

▶ 채취

1. 꽃봉오리 · 꽃 · 잎 · 경엽 · 줄기 · 과실 · 뿌리.
2. 줄기는 수시로, 꽃은 6월에 채취하여 그늘에서 말려서 쓴다.

▶ 효소 만들기

봄~여름까지 금은화 전체를 채취하여 물에 씻고 물기를 뺀 다음 항아리에 넣고 황설탕으로 만든 시럽이나 황설탕 80%를 넣고 밀봉하여 100일 후 동안 발효시킨 후에 3개월~1년 동안 숙성시킨 후 효소 1에 생수 5를 희석해서 먹는다.

▶ 이용 및 효능

1. **한방**에서 금은화라 부른다. 피부 질환을 다스리는 데 다른 약재와 처방한다.
2. **민간**에서 인동덩굴 달인 물로 머리를 감고 탈모의 예방에 사용했다.

▶ 약리 작용 _ 진경 작용 · 항균 작용 · 항염 작용 · 흥분 작용.

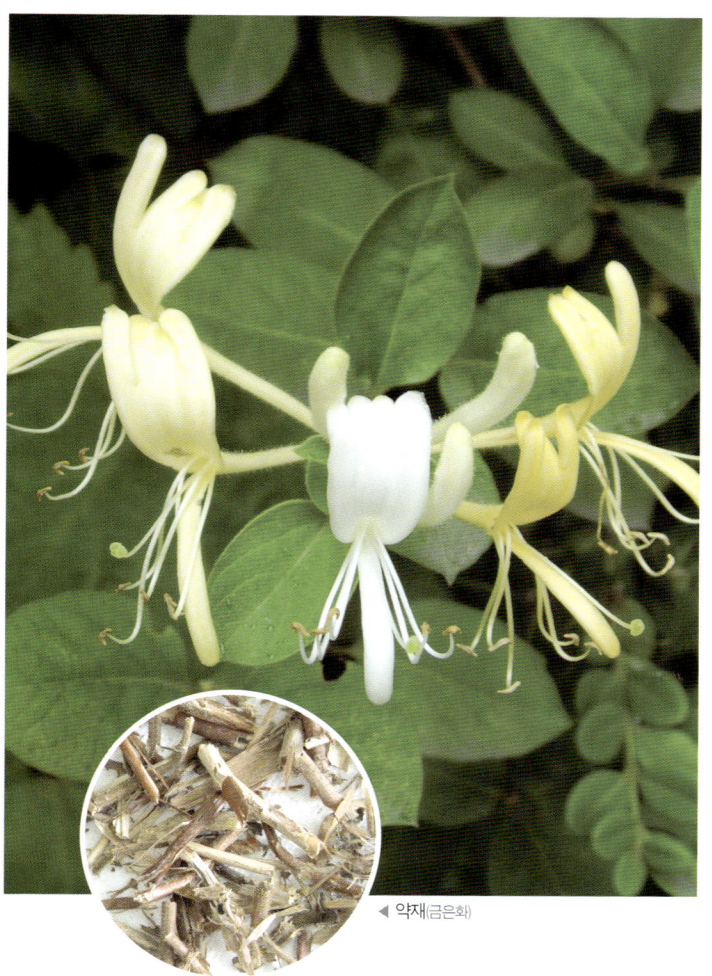

◀ **약재**(금은화)

일당귀 (미나리과)

· 학명 : Ligusticum acutilobum Sieb. et Zucc.
· 한약명 : 일당귀(日當歸) · 다른이름 : 왜당귀 · 화당귀 · 동당귀

▶ 채취
1. 뿌리.
2. 가을에 뿌리를 캐어 햇볕에 말려서 쓴다.

▶ 효소 만들기
여름에 전초를 채취하여 항아리에 넣고 황설탕으로 만든 시럽이나 황설탕 50%를 넣고 밀봉하여 100일 동안 발효시킨 후 3개월~1년 이상 숙성신킨 후에 효소 1에 생수 5를 희석해서 먹는다.

▶ 식용
여름에 어린순을 뜯어 끓는 물에 살짝 데쳐서 나물 무침으로 먹는다.

▶ 이용 및 효능
1. 한방에서 뿌리를 일당귀라 부른다. 생리통을 다스리는 데 다른 약재와 처방한다.
2. 신체 허약 · 빈혈 · 월경 불순 · 월경통 · 전신 동통

▶ 약리 작용 _ 항균 작용 · 진경 작용 · 진통 작용 · 자궁 수축 작용.

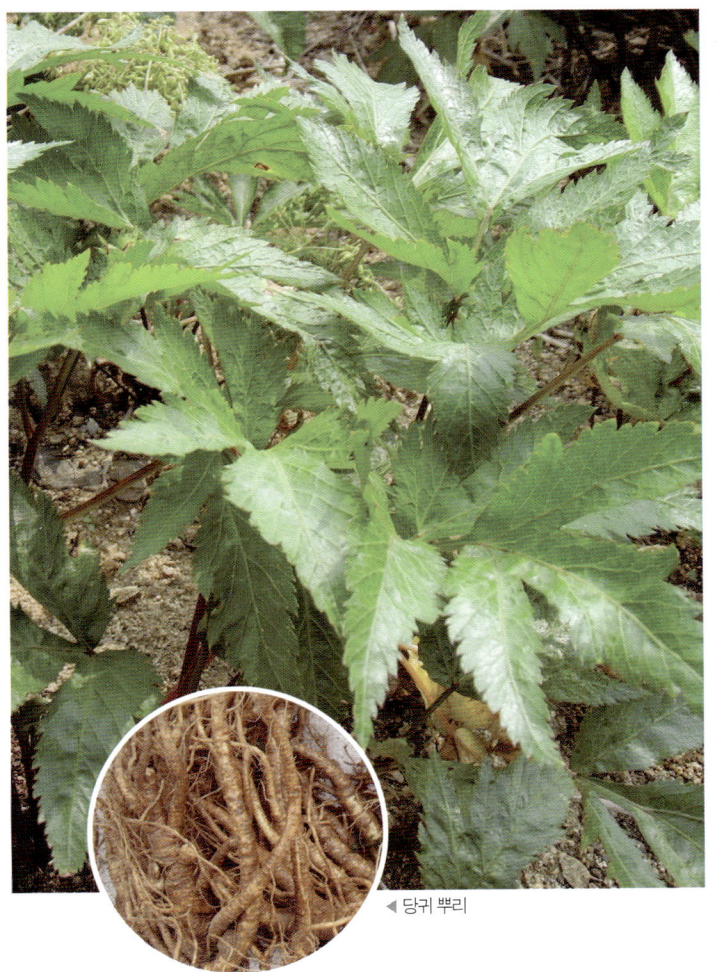

◀ 당귀 뿌리

용담 (용담과)

- **학명** : Gentiana scabra Bunge   · **한약명** : 용담(龍膽)
- **다른 이름** : 담초 · 고담 · 초용담 · 자담초 · 선용담 · 만병초 · 초용담 · 천용담 · 과남풀

▶ 채취

1. 꽃 · 잎 · 줄기 · 뿌리근경.
2. 꽃봉오리가 맺혔을 때 따고, 줄기는 봄부터 가을까지 채취하여 그늘에, 가을에 뿌리를 캐어 햇볕에 말려서 쓴다.

▶ 효소 만들기

가을에 뿌리를 캐어 물로 씻고 항아리에 넣고 황설탕으로 만든 시럽이나 황설탕 50%를 넣고 밀봉하여 100일 동안 발효시킨 후에 3개월~1년 동안 숙성 시킨 후 효소 1에 생수 5를 희석해서 먹는다.

▶ 식용

어린잎은 끓은 물에 살짝 데쳐서 나물로 무쳐 먹는다.

▶ 이용 및 효능

1. 한방에서 용담이라 부른다. 간 질환을 다스리는 데 다른 약재와 처방한다.
2. 항암 · 간염 · 건위 · 해열 · 이담 · 소염 · 간염 · 황달 · 강장 · 위장 질환 · 요통.

▶ 약리 작용 _ 항암 작용 · 위액 분비 촉진 작용 · 항염 작용 · 혈압 강하 · 진통 작용.

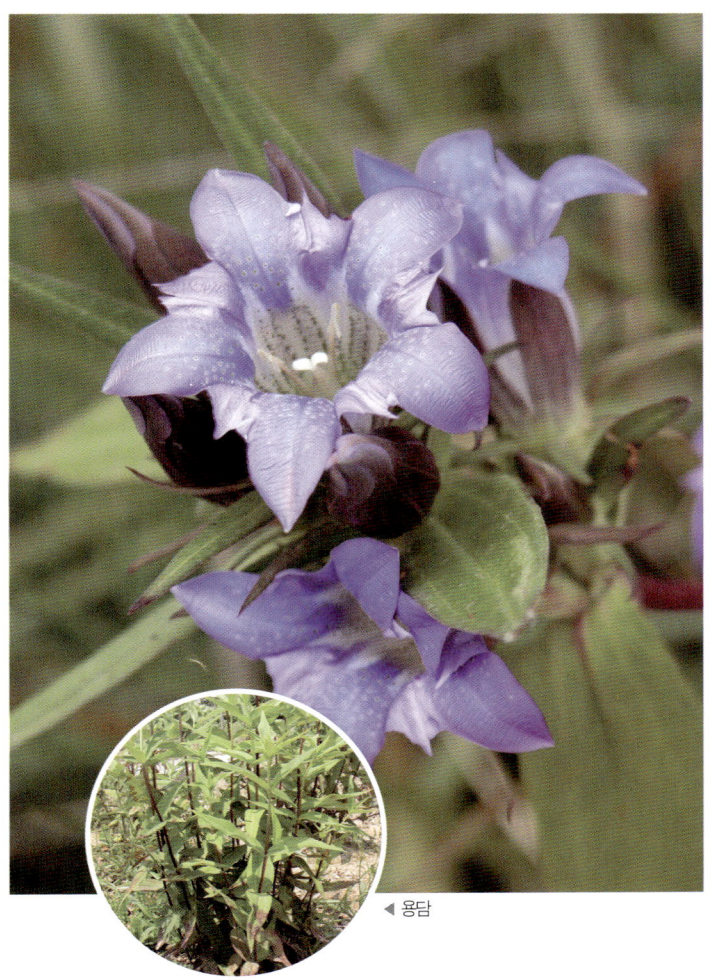

◀ 용담

왕머루 (포도과)

· **학명** : Vitis amurensis Rupr.   · **한약명** : 산등등앙(山藤藤秧)
· **다른 이름** : 산포도 · 조선산포도 · 야포도 · 머루 · 모래순 · 머래순 · 왕머루 · 멀구덩굴

▶ 채취

1. 열매식용 · 뿌리와 덩굴.
2. 가을에 뿌리를 캐어 햇볕에 말려서 쓴다.

▶ 효소 만들기

늦은 여름에 검게 잘 익은 머루 열매를 항아리에 넣고 황설탕으로 만든 시럽이나 황설탕 80%를 재어 밀봉하여 100일 동안 발효시킨 후에 3개월~1년 이상 숙성된 효소1에 생수5를 희석해서 먹는다.

▶ 식용 _ 검게 잘 익은 성숙된 열매를 생으로 먹는다.

▶ 이용 및 효능

1. **한방**에서 뿌리 및 줄기를 말린 것을 산등등앙山藤藤秧, 산포도山葡萄라 부른다. 강장제나 보혈제로 쓸 때 다른 약재와 처방한다.
2. **민간**에서 머루의 덩굴을 짓찧어 옴이나 두창 환부에 발랐다. 액상차 · 와인을 만든다.

▶ 약리 작용 _ 강심 작용.

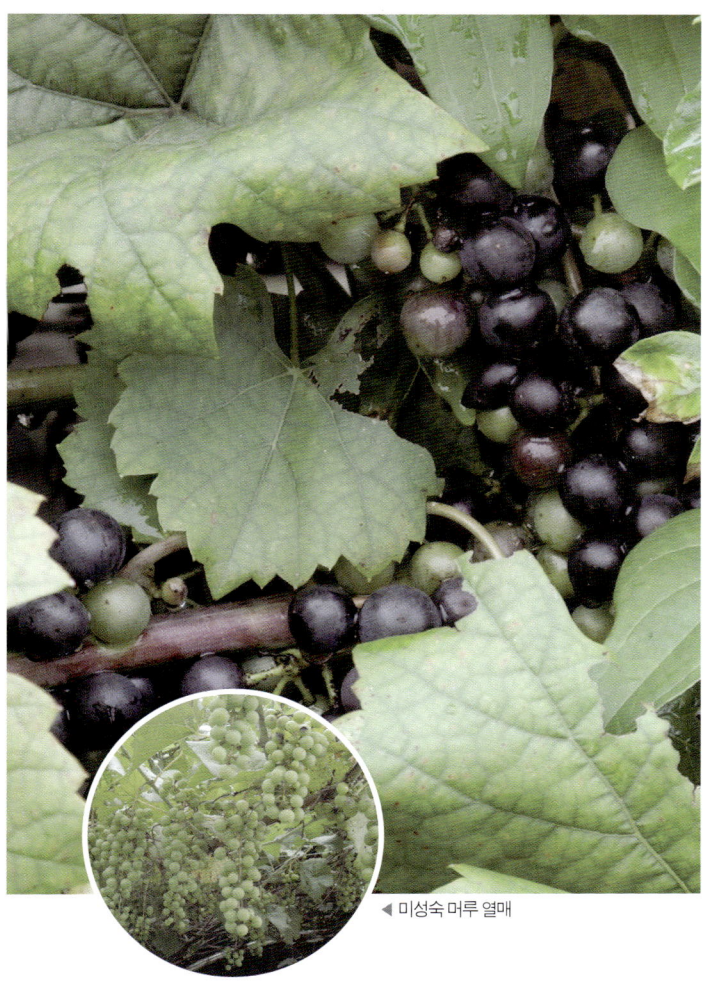

◀ 미성숙 머루 열매

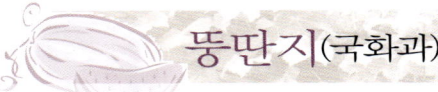

뚱딴지 (국화과)

- **학명** : Helianthus tubero넌 L.
- **한약명** : 국우(菊芋)   · **다른 이름** : 돼지 감자

▶ 채취
1. 덩이 뿌리.
2. 가을에 덩이뿌리를 캐어 햇볕에 말려서 쓴다.

▶ 효소 만들기
가을에 덩이 뿌리를 캐어 물로 씻고 물기를 뺀 다음 떡국 크기로 잘라 항아리에 넣고 황설탕으로 만든 시럽이나 황설탕 80%를 넣고 100일 동안 발효시킨 후에 3개월~1년 이상 숙성시킨 후 효소 1에 생수 5를 희석해서 먹는다.

▶ 식용 및 장아찌 만들기
1. 가을에 덩이 뿌리를 캐어 생으로 먹거나 쪄서 먹는다. 샐러드, 조림으로 먹는다.
2. 덩이 뿌리를 캐서 물로 씻은 후 물기를 빼고 삼베주머니에 넣고 고추장 항아리에 박아 1개월 후에 장아찌로 먹는다.

▶ 이용 및 효능
당뇨병 · 골절 · 청열 · 양혈 · 활혈 · 거어

▶ 약리 작용 _ 혈당 강하.

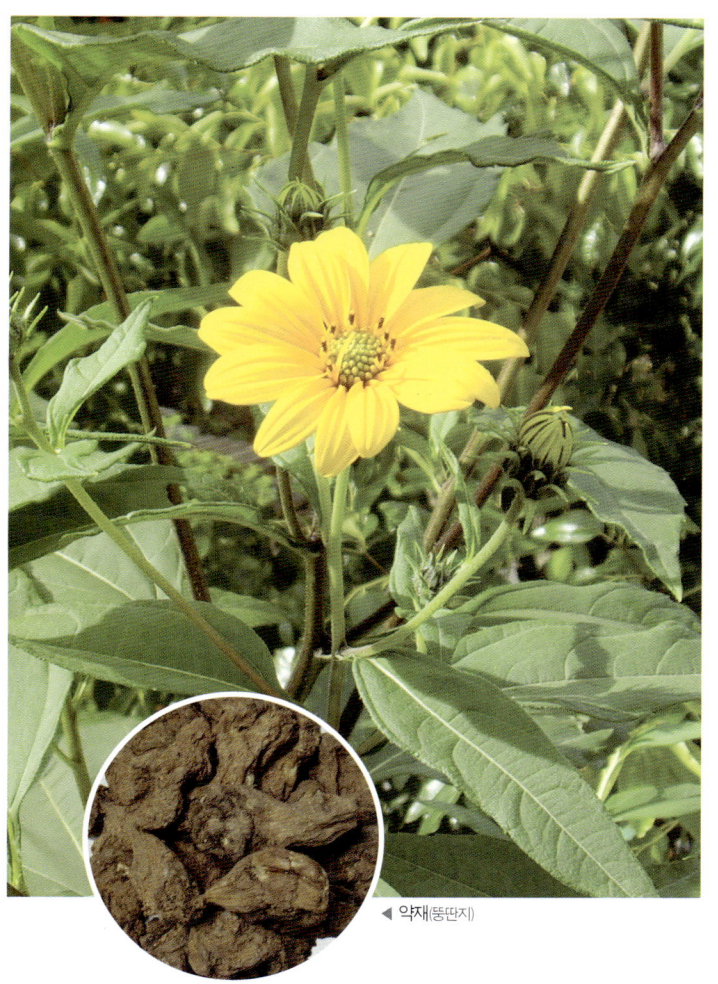

◀ 약재(뚱딴지)

구기자 (가지과)

- **학명**: Lycium chinense
- **한약명**: 구기자(枸杞子) · 지골피(地骨皮) · 구기엽(枸杞葉)
- **다른 이름**: 지골자 · 적보 · 청정자 · 천정자 · 선인장 · 구기 · 구기묘

▶ 채취
1. 꽃 · 잎 · 줄기 · 열매 · 뿌리껍질 · 뿌리.
2. 꽃은 피기 전에 따서 그늘에 · 열매는 빨갛게 익었을 때 따서 햇볕에, 줄기와 뿌리껍질은 가을에 채취하여 잘게 썰어 햇볕에 말려서 쓴다.

▶ 효소 만들기
구기자꽃은 피기 전에, 열매는 붉은색으로 익었을 때, 줄기와 뿌리는 가을에 채취, 항아리에 넣고 황설탕으로 만든 시럽이나 황설탕 30~80%를 재어 밀봉하여 100일 동안 발효시킨 후 3개월~1년 이상 숙성 시킨 후 효소1에 생수5를 희석해서 먹는다.

▶ 식용 _ 봄에 어린순을 따 끓는 물에 살짝 데쳐서 나물로 무쳐 먹는다. 봄에 잎을 뜯어 깻잎처럼 양념에 재어 1개월 후에 먹는다.

▶ 이용 및 효능
1. **한방**에서 열매를 구기자, 뿌리 껍질을 지골피라 부른다. 간장과 신장의 음기를 보할 때 다른 약재와 처방한다.
2. 구기자 뿌리 한 줌에 식초를 넣고 달여서 치통에 썼고, 눈이 아플 때 열매 달인 물로 눈을 씻었다.

▶ 약리 작용 _ 면역 강화 및 혈압 강하 작용.

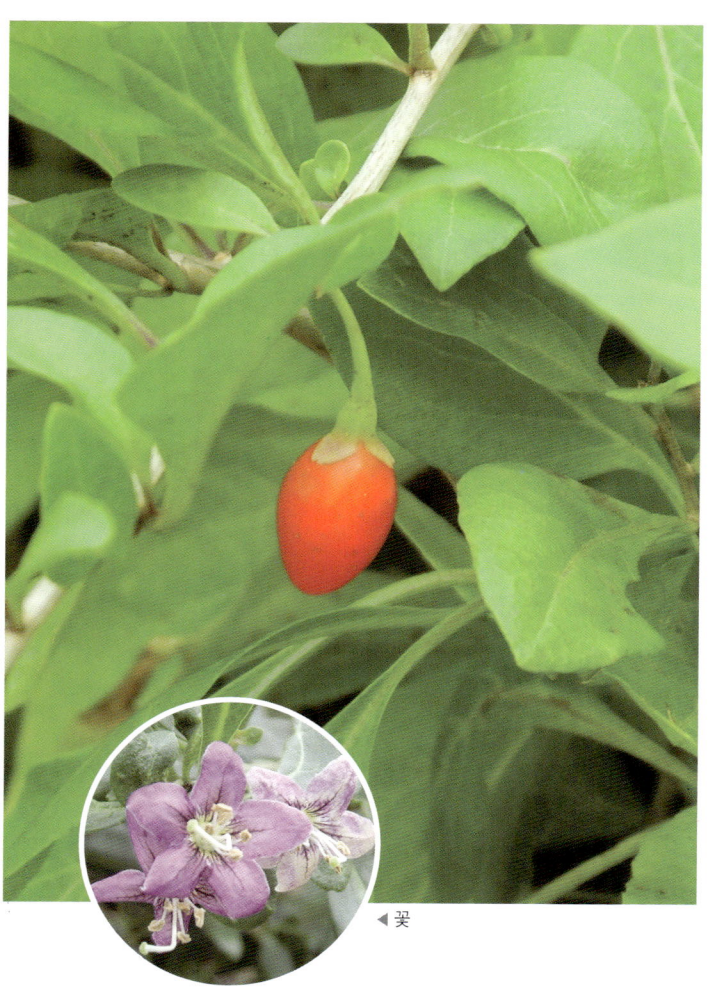

◀ 꽃

와송 (돌나물과)

- **학명** : Orostachys japonica (Maxim.) A. Berger
- **한약명** : 와송(瓦松) **다른 이름** : 지붕지기 · 옥상무근오 · 와상 · 와연화

▶ 채취
1. 전초 · 줄기 · 뿌리.
2. 가을에 전초를 채취하여 그늘에 말려서 쓴다.

▶ 효소 만들기
가을에 와송의 잎 · 줄기 · 뿌리를 몸째로 채취하여 항아리에 넣고 황설탕으로 만든 시럽이나 황설탕 30~80%에 재어 밀봉하여 100일 동안 발효시킨 후에 3개월~1년 이상 숙성시킨 후 효소 1에 생수 5를 희석해서 먹는다.

▶ 식용
와송을 통째로 채취하여 끓은 물에 살짝 데쳐서 나물로 먹거나 튀김으로 먹는다.

▶ 이용 및 효능
1. **한방**에서 전체를 와송이라 부른다. 암을 다스리는 데 다른 약재와 처방한다.
2. **민간**에서 와송을 끓여서 차로 먹는다.
3. 암 · 청열 · 해독 · 지열 · 토혈 · 간염 · 습진 · 화상.

▶ 약리 작용
항암 작용 · 해열 작용 · 해독 작용.

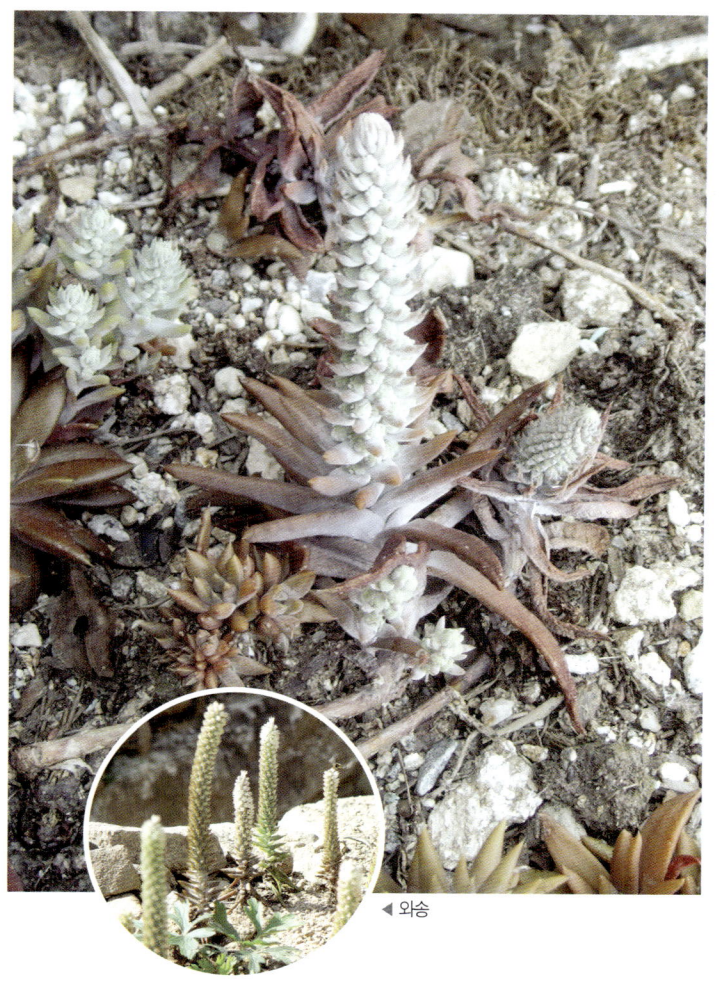

◀ 와송

부처손(부처손과)

- **학명**: Selaginella tamariscina (Beauv). Spring
- **한약명**: 권백(卷柏) · **다른 이름**: 장생불사초 · 불로초 · 불사초

▶ 채취
1. 전초 · 줄기 · 뿌리.
2. 가을에 전초를 채취하여 그늘에 말려서 쓴다.

▶ 효소 만들기
가을에 잎 · 줄기 · 뿌리를 몸채로 채취하여 항아리에 넣고 황설탕으로 만든 시럽이나 황설탕 30~80%를 넣고 밀봉하여 100일 동안 발효시킨 후에 3개월~1년 이상 숙성시킨 후 효소1에 생수5를 희석해서 먹는다.

▶ 이용 및 효능
1. **한방**에서는 권백, 전초를 뿌리채 채취하여 씻어서 말린 것을 연주권백이라 부른다. 암을 다스리는 데 다른 약재와 처방한다.
2. **민간**에서 혈액 순환과 어혈을 제거하는 데 쓴다.
3. 암 · 청열 · 해독 · 지혈 · 토혈 · 간염 · 습진 · 화상 · 탈항 · 빈혈.

▶ 금기 _ 땀을 많이 흘리는 사람.

▶ 약리 작용 _ 항암 작용 · 해열 작용 · 해독 작용.

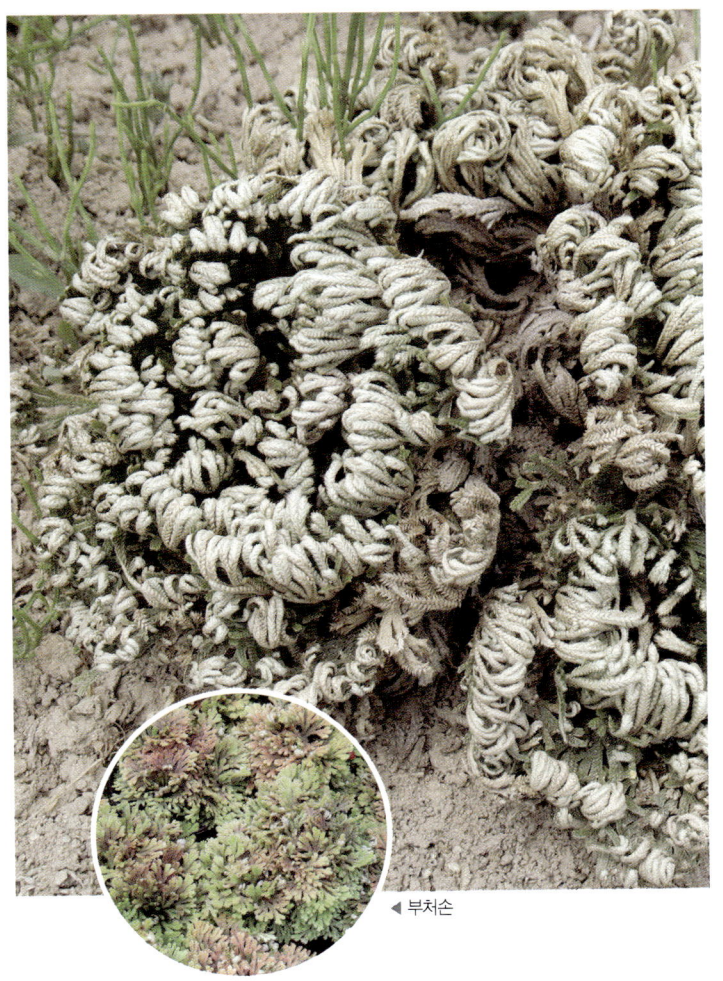

◀ 부처손

겨우살이 (겨우살이과)

- **학명**: Viscum album L. var. ciloratum (Komar.) Ohwi
- **한약명**: 곡기생(鵠寄生)
- **다른 이름**: 동청 · 곡기생(참나무) · 상기생(뽕나무) · 기생초 · 황금가지

▶ 약초 만들기

1. 줄기, 잎.
2. 이른 봄과 겨울에 줄기와 잎을 채취하여 햇볕에 말려서 쓴다.
3. 겨우살이를 채취할 때는 긴 장대를 이용한다. 참나무에 기생하는 겨우살이는 열매가 맺는 11월부터 이듬해 1월까지 채취한 것을 약재로 쓴다.

▶ 효소 만들기

겨울에 겨우살이를 통째로 따서 황금색이 될 때까지 햇볕에서 말려서 항아리에 넣고 황설탕으로 만든 시럽이나 황설탕 30%를 재어 밀봉하여 100일 동안 발효시킨 후에 3개월~1년 이상 숙성시킨 후 효소 1에 생수 5를 희석해서 먹는다.

▶ 식용

겨우살이는 독성이 없기 때문에 반드시 황금색으로 변한 것을 끓는 물이 섭씨 80도 물에 담가 우려내어 먹는다.

▶ 이용 및 효능

한방에서 겨우살이라 부른다. 암을 다스리는 데 다른 약재와 처방한다.

▶ 약리 작용 _ 항암 작용 · 혈압 강하 · 이뇨 작용 · 항균 작용.

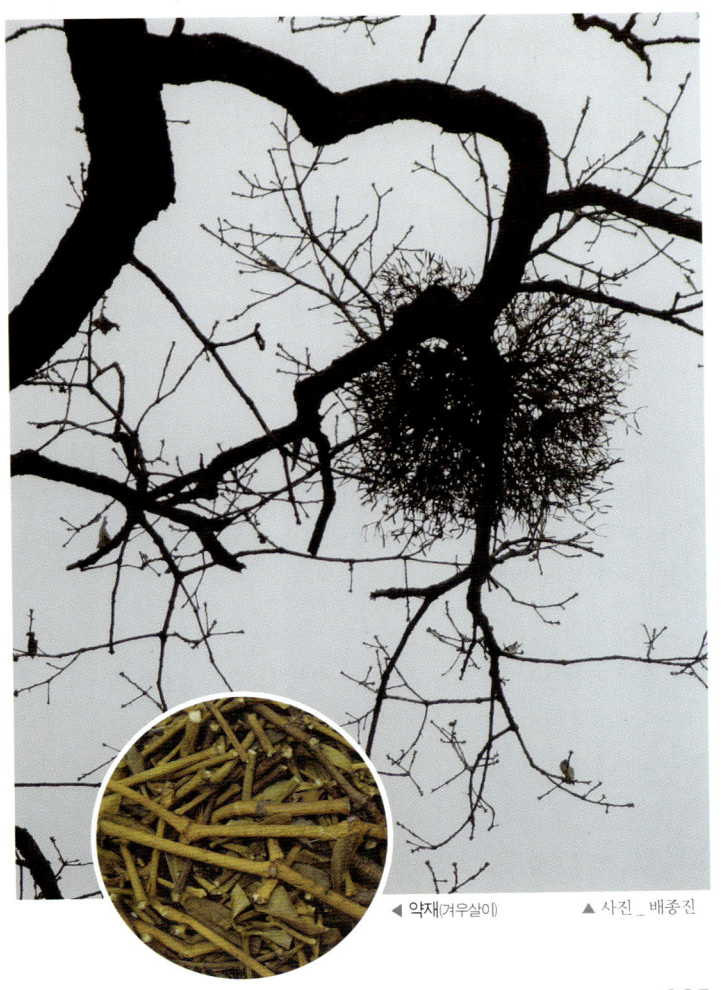

◀ 약재(겨우살이)　　　▲ 사진 _ 배종진

부록 _ 효소발효액 | 235

자귀나무 (콩과)

- **학명**: Albizzia julibrissin Duraz.
- **한약명**: 합환피(合歡皮)
- **다른 이름**: 합혼수 · 애정수 · 야합수 · 합환목 · 여설목 · 관상수 · 야합목 · 소밥(소쌀)

▶ 채취

1. 꽃 · 잎 · 줄기 껍질 · 뿌리.
2. 꽃은 피었을 때 따서 그늘에, 봄~여름까지 잎을 채취하여 그늘에, 가을부터 이듬해 봄까지 줄기를 채취하여, 뿌리를 캐어 잘게 썰어 햇볕에 말려서 쓴다.

▶ 효소 만들기

자귀나무의 잎 · 꽃 · 줄기 · 뿌리껍질을 물에 씻고 물기를 뺀 다음 항아리에 넣고 황설탕으로 만든 시럽이나 황설탕에 30~80%를 재어 밀봉하여 100일 동안 발효시킨 후에 3개월~1년 동안 숙성시킨 후 효소 1에 생수 5를 희석해서 먹는다.

▶ 식용 및 고약 만들기

1. 봄에 어린순을 따서 끓은 물에 살짝 데쳐서 나물 무침으로 먹는다.
2. 봄에 잎을 따서 오랜 시간 달여서 고약을 만든다.

▶ 이용 및 효능

1. **한방**에서 줄기나 뿌리 껍질을 합환피라 부른다. 우울 불면증에 다른 약재와 처방한다. **민간**에서 잎을 끓여 즙을 내어 옷의 세탁에 사용했다.

▶ 약리 작용 _ 소염 작용 · 진통 작용.

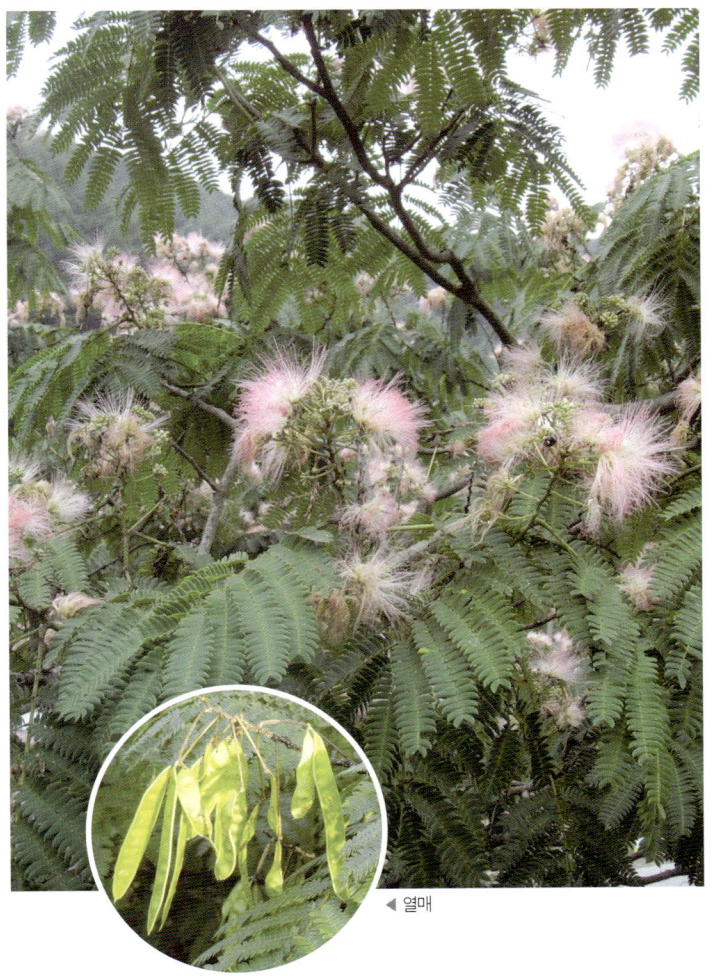

◀ 열매

산딸나무 (층층나무과)

· 학명 : Cornus kousa Buerger et Hance
· 한약명 : 야여지(野荔枝) · 다른 이름 : 박달나무 · 오목(烏木) · 흑단(黑檀) · 야여지(野荔枝)

▶ 채취
1. 꽃 · 잎 · 열매.
2. 여름에 꽃과 잎을 따서 그늘에, 가을에 열매를 따서 햇볕에 말려 쓴다.

▶ 효소 만들기
가을에 붉은색으로 잘 익은 열매를 따서 항아리에 넣고 황설탕으로 만든 시럽이나 황설탕 80%를 재어 밀봉하여 100일 후 동안 숙성시킨 후 3개월~1년 이상 숙성시킨 후에 효소 1에 생수 5를 희석해서 먹는다.

▶ 식용
1. 봄에 어린잎을 따서 끓은 물에 살짝 데쳐서 나물로 무쳐 먹는다.
2. 가을에 열매를 따서 생으로 먹는다.

▶ 이용 및 효능
1. **한방**에서 야여지로 부른다. 이뇨를 다스리는 데 다른 약재와 함께 처방한다.
2. 수렴 · 지혈 · 장출혈 · 혈변 · 이뇨 · 부종

▶ 약리 작용 _ 이뇨 작용.

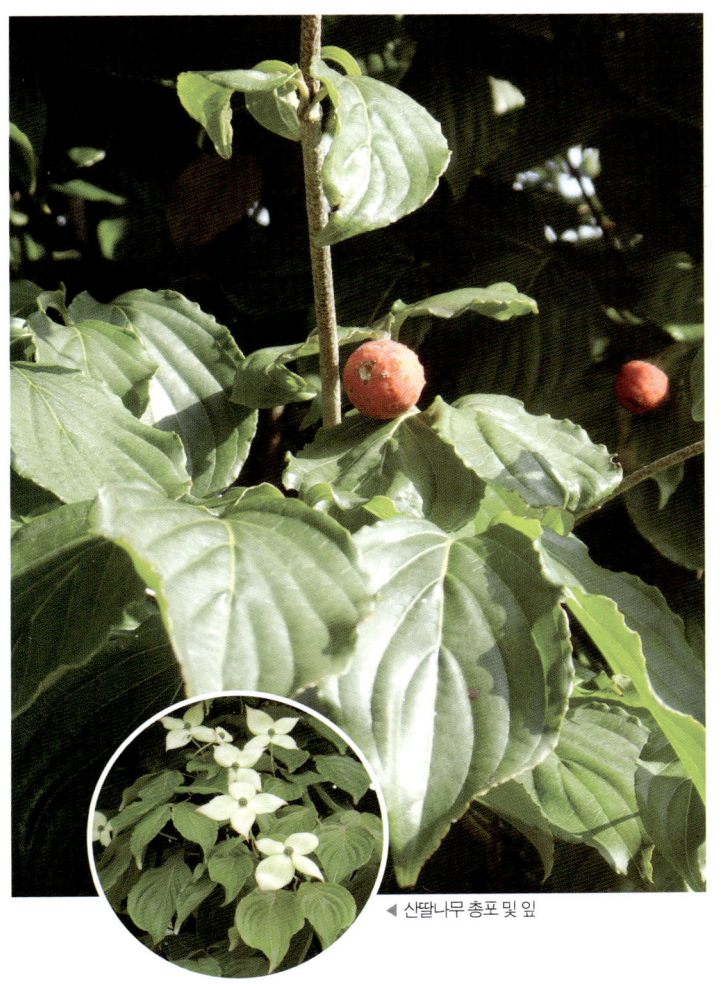

◀ 산딸나무 총포 및 잎

내 몸에 약이되는 천연 발효식초
The Naturally Fermented Vinegar

초판 1쇄 발행 2013년 4월 20일
초판 3쇄 발행 2016년 7월 20일

글·사진 자연을 담는 사람들
펴낸곳 아이템북스
펴낸이 박효완

출판등록 2001년 8월 7일 제2-3387호
주　　소 121-896 서울특별시 마포구 서교동 444-15
전　　화 02-332-4337
팩　　스 02-3141-4347

* 파본이나 잘못된 책은 교환해 드립니다.